Gwen Gotsch

Stillen – einfach nur stillen

IMPRESSUM

Die deutsche Ausgabe ist eine Übersetzung der amerikanischen Ausgabe von 1994
mit dem Titel »Breastfeeding Pure and Simple«
© 1993 La Leche League International, Inc.
Übersetzung: Irmgard Ruppert · Bearbeitung: Cordelia Koppitz
Herausgegeben von der La Leche Liga Deutschland e.V.
© 1999 La Leche League International, Inc.
Verlagsleitung: La Leche Liga Deutschland, Maria Rost
Herstellung: Fotosatz Kretschmann GmbH, Bad Aibling
Druck/Verarbeitung: Druckhaus Köthen GmbH
ISBN 3-932022-08-4
La Leche Liga Deutschland · Postfach 65 00 96 · 81214 München

GWEN GOTSCH

Stillen – einfach nur stillen

Deutsche Übersetzung:
Irmgard Ruppert

bearbeitet von Cordelia Koppitz

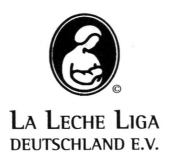

LA LECHE LIGA
DEUTSCHLAND E.V.

Inhalt

Einleitung 9

Vorwort von Dr. William Sears 11

1. Kapitel: Stillen heute 13
    Muttermilch ist vollkommen und einzigartig 14
    Warum stillen Mütter? 15
    Stillen schützt vor Infektionen 16
    Muttermilch ist die ideale Ernährung 16
    Das Stillen bringt Mutter und Baby näher zusammen 18
    Das Stillen ist praktisch 19
    Dem Stillen vertrauen 19
    Die La Leche Liga 21

2. Kapitel: Vorbereitung auf das Stillen 23
    Gute Voraussetzungen für das Stillen schaffen 24
    Die Pflege der Brust und der Brustwarzen 24
    Ein guter BH kann nützlich sein 25
    Frühere Brustoperationen 26
    Die Vorbereitung der Brustwarzen 26
    Stillen mit Flach- oder Hohlwarzen 27
    Die Auswahl des Arztes und des Krankenhauses 29
    Unterstützung durch den Kinderarzt 31
    Geburtshilfe und Krankenhäuser 31
    Was wird anders werden, wenn das Baby da ist? 33
    Die Rückkehr in den Beruf 34
    Zuhause bleiben 35

3. Kapitel: Richtig anfangen 37
  Neugeborene Babys, ihre Mütter und das Stillen 38
  Stillen gleich nach der Geburt 39
  Wie das Baby lernt richtig an der Brust zu trinken 40
  Wie das Baby beim Stillen gehalten wird 41
  Die Brust fassen und saugen 42
  Probleme? Versuchen Sie es noch einmal 44
  Anzeichen für wirkungsvolles Saugen 45
  Wie lange kann eine Stillmahlzeit dauern? 45
  Andere Stillhaltungen 47
  Stillen im Liegen 48
  Mache ich auch wirklich alles richtig? 49
  Keine Flaschen, aber häufiges Anlegen 50
  Schwierigkeiten beim Füttern mit Flaschen und Fertignahrung 52
  Braucht ein Baby einen Beruhigungssauger? 53
  Wenn in den ersten Tagen die Brüste sehr voll sind 54
  Wird das Baby satt? 54
  Stillen nach einem Kaiserschnitt 55
  Stillhaltungen nach einem Kaiserschnitt 56
  Stillen und Medikamente 57

4. Kapitel: Probleme lösen 59
  Die Schwierigkeiten überwinden 60
  Warum die Brustwarzen wund werden 60
  Lösung von Saugproblemen 62
  Die Schmerzen bei wunden Brustwarzen lindern 64
  Stillen mit wunden Brustwarzen 65
  Schläfrige Babys, trinkschwache Säuglinge und andere
     kleine Leute, die langsam in Gang kommen 66
  Das schläfrige Baby 67
  Das Wechselstillen 68

Das »trinkschwache« Baby ... 68
Abpumpen und zusätzliche Nahrung ... 69
Saugverwirrung ... 71
Starker Milchspendereflex ... 73
Die Milch läuft aus ... 73
Neugeborenengelbsucht ... 74
Probleme mit der Gelbsucht vermeiden ... 75
Wenn die Mutter oder das Baby krank sind ... 78
Milchstau und Brustentzündungen ... 79
Soor ... 81
Ausstreichen, Abpumpen und Aufbewahren der Muttermilch ... 82
Wie man die Milch mit der Hand ausstreicht ... 83
Das Abpumpen ... 84
Zubehör ... 85
Muttermilch aufbewahren ... 86
Besondere Umstände ... 87

5. Kapitel: Das Leben mit einem gestillten Baby ... 89
Babys verändern das Leben ihrer Eltern ... 90
Wie man genügend Schlaf bekommt ... 90
Nächtliches Stillen ... 92
Warum ein Baby schreit ... 95
Wie oft soll ein Baby angelegt werden? ... 97
Sorgen wegen der Milchmenge? ... 98
Wachstumsschübe ... 99
Bekommt das Baby genug Muttermilch? ... 99
Gewichtszunahme ... 101
Die ersten Tage zu Hause ... 102
Zur Normalität zurückkehren ... 104
Vom Stillen überwältigt ... 106
Mit dem Baby ausgehen ... 107

Mit Kritik umgehen 109
Auf sich selbst achten 110
Die Ernährung der stillenden Mutter 111
Abnehmen während der Stillzeit? 112
Rauchen und Drogen 112
Medikamente 113
Väter und ihre Gefühle 114
Ihr Sexualleben 116
Die Monatszyklen und die Fruchtbarkeit 117

6. Kapitel: Ausblick 119
Babys verändern sich täglich 120
Wenn das Interesse am Stillen nachläßt 121
Stillstreik 122
Das Baby bekommt Zähne 123
Mit fester Nahrung beginnen 124
Alt genug für feste Nahrung 125
Wie man anfangen sollte 126
Zurück in den Beruf 128
Wie die Milchmenge aufrecht erhalten wird 128
Das Füttern des Babys während der Abwesenheit der Mutter 129
Wie man Beruf und Muttersein vereinbaren kann 131
Gedanken zum Abstillen 133
Erinnerungen – ein Nachwort 136

Nützliche Adressen 137
Stichwortverzeichnis 138
Bibliographie 140
Literatur/Fotonachweis 141
Publikationsliste 142

Widmung

Dieses Buch ist den derzeitigen und früheren Mitarbeiterinnen
und Mitarbeitern des Hauptsitzes
der LA LECHE LIGA INTERNATIONAL gewidmet.
Sie haben mit ihrer Einsatzbereitschaft einer großen Zahl
von Müttern und Babys geholfen und damit das Leben
vieler Familien rund um die Welt in positiver Weise beeinflußt.

Über die Autorin

GWEN GOTSCH
hat zahlreiche Bücher, Artikel und Broschüren
über das Stillen und die Kindererziehung veröffentlicht.
Außerdem arbeitete sie als Herausgeberin der
»Breastfeeding Abstracts«, die von der
LA LECHE LIGA INTERNATIONAL herausgegeben werden.
Sie ist mit dem Journalisten Lon Grahnke verheiratet
und hat drei Kinder, Kristoffer, Eliza und Kurt.
Gwen Gotsch ist Stillberaterin der La Leche Liga.

Einleitung

Um Vertrauen in dieses Leben zu bekommen,
braucht ein Kind Eltern, die es bei der Ankunft in diese Welt
in ihre Arme nehmen und die seinen Hunger nach Nahrung,
Sicherheit und Liebe stillen.
Halten Sie Ihr Kind fest – es gehört zu Ihnen.
Niemand weiß besser als Sie, was Ihr Baby braucht.
Muttermilch ist ein Geschenk!
Verschwenden Sie das Geschenk »Muttermilch«
und auch Ihre Zeit an Ihr Baby.
Überlassen Sie es niemanden anderen, Ihr Kind zu versorgen.
Hören Sie auf keinen, der Ihnen sagt,
daß Sie Ihr Kind beiseite legen sollen –
etwa zum »Durchschlafen« oder zum »Selbständig werden«.
Sie werden Ihr Kind stillen und damit geben Sie ihm alles,
was es braucht:
Die beste Ernährung, damit es groß wird.
Sicherheit, damit es ein starkes Vertrauen ins Leben haben kann
und Liebe, die es ganz sicher wieder weiter schenken wird.
Die LA LECHE LIGA hat dieses Buch herausgegeben,
um die Erfahrungen vieler Familien weiterzugeben.
Vielleicht sind manche hilfreich für Sie.
Wir wollen Ihnen nicht sagen,
was für Sie, Ihr Baby und Ihre Familie gut ist.
Das wissen Sie selbst, oder Sie werden es herausfinden.
Aber wir können Ihnen Mut machen:
Geduld zu haben und achtsam zu werden,
für das Leben mit Ihrem Kind
und für das, was wirklich wichtig ist:
nämlich Ihrem Kind
einen festen Boden unter den Füßen zu geben,
indem Sie es stillen.

MARIA ROST · LA LECHE LIGA DEUTSCHLAND e.V.

La Leche Liga

Die La Leche Liga International
bietet stillenden Müttern
und ihren Babys viele Vorteile.
Örtliche Stillgruppen der La Leche Liga
treffen sich monatlich überall auf der Welt.
Sie vermitteln stillenden Müttern
die Informationen, die sie brauchen,
und geben dazu die Gelegenheit,
auch voneinander zu lernen.
Die Beraterinnen der La Leche Liga sind Frauen,
die ihre eigenen Babys gestillt haben
und eine Ausbildung zur Stillberaterin
abgeschlossen haben.
Sie sind nur einen Telefonanruf weit entfernt,
erteilen genaue Auskünfte zu Stillproblemen
und können Frauen mit den wohlbekannten Sorgen
junger Mütter feinfühlig zuhören.

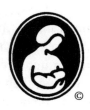

Vorwort

Vor 25 Jahren wußte ich wenig über das Stillen und war der Meinung, daß es auch nicht besonders wichtig sei. In den medizinischen Instituten bestanden die Vorlesungen über die Säuglingsernährung hauptsächlich aus Vorträgen über die Zusammensetzung von künstlicher Babynahrung. Als ich gerade frisch aus der Schule meine Tätigkeit als Kinderarzt aufgenommen hatte, erzählte mir meine erste stillende Patientin, daß sie bisher noch keinen Milchspenderreflex erlebt hatte; ich dachte, sie meinte damit eine Wochenbettdepression. Jetzt, nach 20jähriger pädiatrischer Praxis und Unterstützung meiner Frau Martha, die alle unsere acht Kinder gestillt hat, freue ich mich zu berichten, daß das Stillen doch von Bedeutung ist.

Es wird Zeiten geben, in denen die Mütter das Gefühl haben, daß das Stillen nur aus Geben, Geben und nochmals Geben besteht. Dies trifft auf die frühe Stillbeziehung zu. Babys nehmen und Eltern geben. Aber in unserer Stillerfahrung haben wir gelernt, die Idee des gegenseitigen Gebens zu schätzen – je mehr Sie Ihrem Baby geben, um so mehr gibt Ihnen das Baby zurück. Wenn eine Mutter ihr Baby stillt, nährt und tröstet sie es. Das Saugen des Babys wiederum regt die Ausschüttung von Hormonen an, die das mütterliche Verhalten weiter verstärken.

Ein weiterer Vorteil, mit dem man rechnen kann, ist die wechselseitige Sensibilität. Das Stillen hilft Ihnen, feinfühliger auf Ihr Baby zu reagieren und Ihrem Baby, feinfühliger auf Sie zu reagieren. Diese Empfindsamkeit trägt dazu bei, daß stillende Mütter die richtige Entscheidung zur richtigen Zeit treffen, wenn sie mit den täglichen »Was mache ich jetzt?-Entscheidungen« bei der Versorgung eines Babys konfrontiert werden. Die enge Zweierbeziehung spiegelt die Gefühle des anderen wider. Das Baby lernt durch die Augen der Mutter etwas über sich. Die Mutter läßt erkennen, wieviel ihr das Baby bedeutet und das spürt auch ihr Kind. Das Stillen hilft den Müttern, diese Gefühle früher zu verinnerlichen und sie länger zu bewahren.

Alles, was eine stillende Mutter wissen muß, findet sie kurz und bündig in »Stillen – einfach nur stillen«. Dieses Buch wird mit seiner Fülle von Informationen dazu beitragen, daß Neugeborene und junge Mütter eine Einheit werden und miteinander verbunden bleiben. Da ich selbst Bücher verfaßt habe, vermochte ich wirklich zu schätzen, wie gekonnt Gwen Gotsch so viele Informationen auf so wenigen Seiten dargestellt hat. Dieses Buch beweist in der Tat die Erkenntnis, daß viele kleine Dinge zusammen etwas Gutes bewirken.

Sowohl unerfahrene stillende Mütter als auch Stillexpertinnen werden entdecken, daß sich dieses Buch mit Vergnügen liest und daß es ein wertvolles Nachschlagewerk zum Stillen ist.

Dr. med. William Sears
*Professor für Kinderheilkunde
Universität von Südkalifornien
Medizinisches Institut
Verfasser von »Schlafen und Wachen« –
Ein Elternbuch für Kindernächte
und »Das 24-Stunden-Baby«
Kinder mit starken Bedürfnissen verstehen*

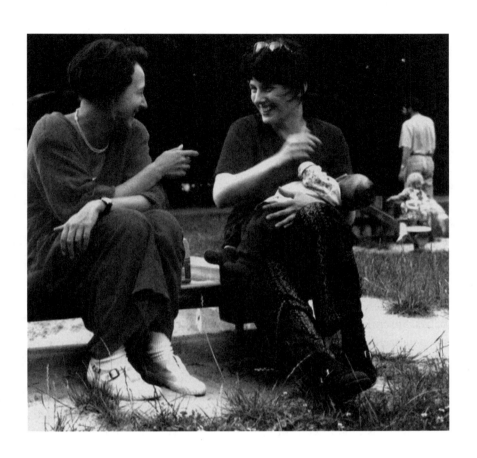

1. KAPITEL

Stillen heute

Muttermilch ist vollkommen und einzigartig

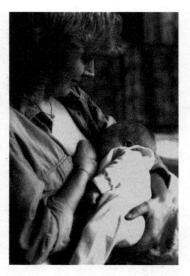

Sicher hat manch eine stillende Mutter schon innegehalten, um ihr drei oder vier Monate altes Stillkind zu bestaunen. Es ist seit der Geburt gewachsen und gedeiht prächtig.

Obwohl sie oft unsicher war und das Stillen ihr manchmal Schwierigkeiten bereitet hat, ist sie stolz und lächelt: »Ich habe dieses Baby mit meinem Körper ernährt.« Diese Mutter hat das Gefühl, etwas geleistet zu haben. Mütter sind sich einig: Stillen lohnt sich!

Das Stillen ist sinnvoll – Muttermilch ist die optimale Nahrung für Babys. Sie enthält alles, was diese für ihre Ernährung brauchen und schützt sie gleichzeitig vor Infektionen und Krankheiten. Muttermilch kommt aus demselben warmen, mütterlichen Körper, der das Baby im Mutterleib ernährt, der das Neugeborene in zärtlichen Umarmungen hält und besänftigt. Sie trägt dazu bei, daß sich das heranwachsende Kind sicher fühlt, während es eine zwar aufregende, aber manchmal auch überwältigende neue Welt kennenlernt. Die Milch der Mutter ist da – warm, süß und bereit – als Antwort auf die Bedürfnisse des Babys nach Nahrung und Trost.

Das Stillen ist nicht nur romantisch. Es ist zwar von der Natur vorgesehen, aber dennoch ist das Stillen wie auch das Umsorgen eines Babys eine Kunst, eine Fertigkeit, die gelernt und geübt werden muß. Die Mutter und das Baby lernen in den ersten Tagen und Wochen voneinander, und weitere Entdeckungen folgen im Laufe der Monate. Einige Lektionen lassen sich schnell lernen, andere brauchen etwas mehr Zeit. Probleme lassen sich natürlich leichter in einer Umgebung lösen, in der Sie Rückhalt und genaue Informationen bekommen. Trotzdem stillen viele Mütter erfolgreich, auch wenn sie wenig Unterstützung aus ihrem Umfeld bekommen.

Dieses Buch ist eine Einführung in die Kunst des Stillens. Es sagt Ihnen, was Sie wissen müssen, um mit dem Stillen zu beginnen und was Sie tun können, um Ihr Baby in den ersten Monaten seines Lebens und darüber hinaus zu stillen.

Es berichtet auch von den verschiedenen Gefühlen, die in der Stillzeit auftreten können und auf welche Weise häufig auftretende Schwierigkeiten überwunden werden. Mit einfühlsamer Unterstützung und genauen Informationen wird das Stillen für Mutter und Kind zu einer wichtigen und wertvollen Erfahrung.

Warum stillen Mütter?

Für viele Familien ist das Stillen ganz selbstverständlich; sie ziehen ein »ganz und gar natürliches« Erzeugnis einer in Fabriken hergestellten »Mixtur« vor. Muttermilch ist über Tausende von Jahren »getestet« worden und ihre besonderen Eigenschaften können nicht durch eine künstliche Babynahrung kopiert werden. Babys, die gestillt werden, haben beträchtliche ernährungsmäßige, immunologische und psychologische Vorteile.

Muttermilch ist immer noch das Vorbild für künstliche Babynahrung; sie hat jedoch viele Eigenschaften, die sie weit überlegen macht.

Die Zusammensetzung der Muttermilch ändert sich ständig, um den wechselnden Bedürfnissen des größer werdenden Säuglings gerecht zu werden. Die erste Milch, das Kolostrum, ist eine dicke, gelbliche Substanz. Sie enthält viel Eiweiß, wenig Fett und eine hohe Konzentration an Schutzstoffen, die besonders wichtig für das Baby in den ersten Lebenstagen sind. In der reifen Muttermilch nimmt die Eiweiß- und Schutzfaktorkonzentration allmählich ab, während der Gehalt an Fett, Milchzucker und Kalorien steigt. Wenn das Baby älter wird, wechselt die Zusammensetzung der Milch nicht so oft; sie wird sich jedoch wieder verändern, wenn das Baby Beikost erhält. Bei einer Untersuchung hat man herausgefunden, daß ein älteres Baby, das mehr aus dem Bedürfnis nach Trost als aus Hunger an der Brust trinkt, eine größere Konzentration an Schutzstoffen erhält. Das Stillen spielt also ebenso eine wichtige Rolle beim Schutz des sich abstillenden Kindes vor Krankheiten.

Stillen schützt vor Infektionen

Die Liste der Schutzstoffe in der Muttermilch ist lang, und die Wissenschaftler beginnen erst, ihre Geheimnisse zu enträtseln. Es ist noch nicht gänzlich erforscht, wie sie das Baby vor Infektionen schützt. Untersuchungen, bei denen Gruppen von gestillten Babys und Flaschenkindern miteinander verglichen wurden, belegen eindeutig, daß gestillte Babys seltener und weniger ernst an Durchfall, Infektionen der Atemwege, Ohrentzündungen und anderen verbreiteten Infektionen erkranken. Gestillte Babys kommen weniger oft mit einer ernsten Erkrankung ins Krankenhaus und das Risiko am plötzlichen Kindstod zu sterben, ist bei ihnen viel geringer.

Eine besonders interessante Eigenschaft der immunologischen Vorteile des Stillens ist die Art und Weise, wie die Milch jeder Mutter dazu beiträgt, ihr Baby vor allen ansteckenden Krankheiten zu schützen, die in der Umgebung gerade vorkommen. Wenn die Mutter mit einem Bakterium oder einem Virus in Berührung kommt, produziert ihr ausgereifteres Immunsystem schnell Antikörper, die durch die Milch auf das Baby übergehen. Dies ist wichtig, weil sich kleine Säuglinge nicht genauso stark gegen die Infektion zur Wehr setzen können wie Erwachsene. Es ist auch ein wichtiger Hinweis an die stillenden Mütter und jene, die sie beraten: Wenn sich eine Mutter krank fühlt oder sich mit einer Erkältung oder Grippe ins Bett legt, sollte sie nicht zögern, genauso weiterzustillen wie bisher. Ihre Milch wird ihrem Baby nicht schaden; sie wird sogar ihr Baby dabei unterstützen, die Infektion abzuwehren.

Muttermilch ist die ideale Ernährung

Gestillte Babys müssen gewöhnlich häufiger gefüttert werden als Flaschenkinder. Ein Grund dafür ist, daß die Muttermilch sehr gut an das Verdauungssystem des Babys angepaßt ist und sehr schnell verdaut wird. Das Eiweiß in der Muttermilch besteht aus 60 Prozent Molke und 40 Prozent Kasein und gerinnt zu sehr kleinen, leicht verdaulichen Flocken (Kuhmilch besteht nur aus 20 Prozent Molke und 80 Prozent Kasein). Das Fett in der Muttermilch ist ebenfalls sehr gut verdaulich durch das Enzym Lipase, das dafür sorgt, daß die Fettkügelchen klein bleiben und vollständig verdaut werden. Fett ist die Hauptenergiequelle für Säuglinge, daher ist seine leichte Verwertbarkeit wichtig für das Wachstum.

Neben Fett und Eiweiß sind Wasser und Milchzucker andere wichtige Bestandteile der Muttermilch. Der Milchzuckergehalt ist höher bei Gattungen mit einem größeren Gehirn; deshalb ist es nicht überraschend, daß die Muttermilch mehr Milchzucker als Kuhmilch enthält. Sie ist wichtig für das Wachstum des Neugeborenen, die Entwicklung des zentralen Nervensystems und die Kalziumaufnahme. Die Muttermilch enthält soviel Wasser, wie der Säugling braucht. Selbst in Gegenden mit einem sehr warmen, heißen Klima brauchen gestillte Babys keine zusätzlichen Flaschen mit Tee.

Alle Vitamine, Mineralien und Spurenelemente, die ein Baby braucht, um zu wachsen, sich zu entwickeln und gesund zu bleiben, können in der Muttermilch nachgewiesen werden. Ihr Eisengehalt ist niedrig, wie bei allen Säugetieren, aber das Eisen wird sehr viel besser aufgenommen und verwertet als die mit Eisen angereicherte Babynahrung. Gestillte Babys brauchen keine zusätzlichen Eisengaben. Der höhere Kaliumgehalt und die niedrigen Natriummengen in der Muttermilch tragen wahrscheinlich dazu bei, einem hohen Blutdruck vorzubeugen. Die Vitamine in der Muttermilch schließlich decken den Bedarf des Babys vollständig. Einige Ärzte empfehlen zusätzliche Gaben von Vitamin D für gestillte Babys, aber selbst diese sind gewöhnlich für die meisten Mütter und Babys nicht nötig.

Die Wissenschaft beginnt erst, die Wirkung der verschiedenen Enzyme und Hormone in der Muttermilch auf die Entwicklung des Babys zu erforschen. Einige dieser Bestandteile unterstützen die kindliche Verdauung, andere spielen eine Rolle bei der Zerstörung von Bakterien. Die Hormone der Muttermilch tragen dazu bei, die physiologischen Reaktionen des Neugeborenen auf die Nahrung zu steuern und das Wachstum sowie die Entwicklung des Verdauungstraktes zu beschleunigen. Diese hochspezialisierten Aufgaben kann die künstliche Babynahrung nicht nachahmen.

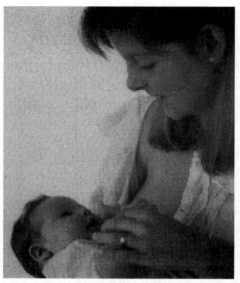

Das Stillen bringt Mutter und Baby näher zusammen

Das Stillen ist unbestreitbar eine andere Erfahrung als das Füttern mit der Flasche. Das gestillte Baby liegt eng an die Mutter geschmiegt, so daß es deren warme, glatte Haut spürt. Die Brustwarze ist weich und biegsam; sie paßt sich dem Mund des Babys an. Das Baby saugt in dem ihm eigenen Tempo; das Saugen wiederum entscheidet darüber, wie schnell die Milch fließt und wann die Stillmahlzeit beendet ist. Ein hungriges Baby wird begierig saugen, bis sein Bäuchlein voll ist. Ein Baby, das unruhig ist, trinkt vielleicht eher der tröstenden Wirkung wegen an der Brust. Die kleinen Milchmengen, die es zu trinken bekommt sowie der Rhythmus seines Saugens werden es sanft in eine friedlichere Verfassung wiegen. Ob eine Mutter in die Augen ihres Babys blickt oder während des Stillens erzählt oder liest: ihr Körper ist aktiv für ihr Baby da. Das Baby verbindet immer Wärme und Sicherheit mit der Mutter.

Babys teilen ihren Müttern mit, wie sehr sie das Stillen genießen: sie winden sich vor Vergnügen, lächeln, gurren, spielen und schlafen selig ein. Durch das Stillen ihres Babys steigt das Selbstvertrauen der Mutter; sie weiß, daß sie etwas Besonderes ist. Das Baby zeigt der Mutter, daß es oft gestillt werden möchte und dies wiederum hilft ihr, das Verhalten ihres Babys zu verstehen und flexibel auf seine Bedürfnisse einzugehen. Prolaktin und Oxytocin, die Hormone, die die Milchproduktion und den Milchspendereflex steuern, erzeugen auch Gefühle der Ruhe, Entspannung und Zuneigung. Sowohl das Baby als auch die Mutter profitieren von den Gefühlen der Nähe, die durch das Stillen ausgelöst werden.

Das Stillen ist praktisch

Das Stillen ist überdies billig, bequem und gut für die Umwelt. Künstliche Babynahrung ist ziemlich teuer, während die Muttermilch gratis ist und bei jeder Mutter sofort überall zur Verfügung steht. Beim Stillen braucht man keine Fertignahrung anzurühren oder sich darüber Gedanken zu machen, wie viele Babyflaschen auf einen Ausflug mitgenommen werden müssen, wie sie gekühlt oder bei Bedarf aufgewärmt werden. Muttermilch verschmutzt nicht die Umwelt – für ihr Produktions- und Verteilersystem sind keine elektrische Energie, Wegwerfverpackungen oder Versandwege quer durchs Land erforderlich.

Das Stillen bietet vielbeschäftigten Müttern während des Tages viele Gelegenheiten, sich hinzusetzen und eine Weile auszuruhen, Bücher zu lesen oder mit dem älteren Geschwisterchen des Babys zu spielen. Die nächtlichen Stillmahlzeiten sind einfach, und oft wird das Stillen Mutter und Baby schnell wieder einschlafen lassen. Während Kritiker des Stillens gerne herausstellen, daß das Stillen »lästig« und in der »heutigen turbulenten Welt schwierig« sei, haben erfahrene stillende Mütter oft das Gefühl, daß das Beste beim Stillen seine Einfachheit und seine bequeme Handhabung sind.

Dem Stillen vertrauen

Vor ein paar Generationen wandten sich die Mütter nicht an Bücher, um einen Rat zum Stillen einzuholen. Sie lernten ihre Babys zu stillen, indem sie anderen Frauen zusahen, die gesunde, sich prächtig entwickelnde Babys stillten, und sie lernten auch etwas über die Probleme von anderen Frauen. Fast jede Mutter stillte, weil Babys, die mit tierischer Milch oder anderen Mixturen »mit der Hand gefüttert« wurden, nicht überlebten.

Heute ist die künstliche Babynahrung zum Glück nicht mehr so gefährlich, so lange der Mutter sauberes Wasser, Brennstoffe und erschwingliche Mengen an Fertignahrung zugänglich sind (Bedingungen, die in vielen Teilen der Welt schwierig zu erfüllen sind). Obwohl immer noch die Muttermilch der Maßstab für die Säuglingsnahrung bleibt, ist die

Flaschenfütterung ein verbreiteter und tief verwurzelter Bestandteil der heutigen Babykultur geworden. Auf den Verzierungen, Karten und dem Geschenkpapier zur Geburt und Taufe des Kindes sind Babyflaschen zusammen mit dem ganzen anderen Zubehör zu sehen, das jedes Baby angeblich »braucht«. In den Medien wird für künstliche Säuglingsnahrung geworben, und stillende Mütter finden in ihrem Briefkasten gerade dann Bestellscheine für Säuglingsnahrung vor, wenn ihr Baby einen Wachstumsschub durchmacht und sie sich vielleicht Sorgen über ihre Milchmenge machen. Krankenhäuser geben im allgemeinen sogar stillenden Müttern Proben von Fertignahrung mit nach Hause – und unterstellen damit, daß das Stillen nicht gelingen könnte. Ist es darum ein Wunder, daß junge Mütter Zweifel und Ängste in Bezug auf das Stillen haben?

Das Stillen ist wirklich möglich und in den meisten Fällen überraschend einfach. Vertrauen in das Stillen wird sich mit der Erfahrung einstellen. Viele der heute stillenden Mütter wurden als Babys nicht gestillt. Sofern sie nicht Freundinnen haben, die stillen, haben sie vielleicht nie ein Baby näher betrachten können, das an der Brust liegt und kräftig saugt. Aber es gibt Möglichkeiten, Erfahrungen mit dem Stillen zu sammeln, bevor Ihr Baby zur Welt kommt. Informieren Sie sich schon jetzt über das Stillen und finden Sie einen Arzt oder eine Hebamme, die mit dem Stillen vertraut sind. Unterhalten Sie sich mit erfahrenen, erfolgreich stillenden Müttern und allmählich werden Sie Vertrauen in Ihre Fähigkeit gewinnen, Ihr Kind zu stillen.

Das Stillen ist weder schwierig noch kompliziert, aber es bedarf einiger Übung, bevor Mutter und Baby darin eine gewisse Fertigkeit erlangen. Die Probleme, die sich den Frauen beim Stillen manchmal stellen, können gelöst werden und sind es auch wert, gelöst zu werden. Die meisten sind gar keine medizinischen Probleme, sondern beruhen auf einem Mißverständnis, was die Bedürfnisse der Mütter und Babys betrifft. Die Antwort auf Stillschwierigkeiten ist selten eine Flasche mit Fertignahrung: die beste Lösung ist das Telefon – jemanden anzurufen, der über das Stillen Bescheid weiß.

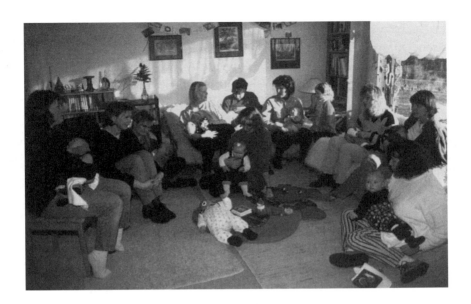

Die LA LECHE LIGA

Die LA LECHE LIGA bietet die Art der Unterstützung, die für viele Frauen unerläßlich für ein erfolgreiches Stillen ist. Seit mehr als 40 Jahren hat die LA LECHE LIGA von Müttern und medizinischem Fachpersonal gelernt und dieses Wissen anderen Müttern und Fachleuten aus dem Gesundheitswesen überall auf der Welt weitergegeben. Die Unterstützung von Mutter zu Mutter in der LA LECHE LIGA und die gesunde Einstellung zur elterlichen Erziehung haben es Millionen Frauen ermöglicht, das Stillen und das Muttersein zu genießen.

Die LA LECHE LIGA-Beraterinnen sind telefonisch erreichbar, um Fragen zum Stillen zu beantworten. Alle sind erfahrene stillende Mütter, die von der LA LECHE LIGA als Stillberaterin offiziell anerkannt worden sind. Durch schriftliches Material, Fortbildungsseminare, Lehrveranstaltungen und die enge Zusammenarbeit mit anderen Beraterinnen wurden sie dazu ausgebildet, um Ihnen die Informationen zu geben, die Sie brauchen. Sie sind in der Lage, Ihnen dabei zu helfen, Möglichkeiten zur Problemlösung zu finden, und sie geben Ihnen die so dringend nötige Ermutigung. Selbst wenn Sie eine Frage zum Stillen haben, die eine Beraterin der LA

La Leche Liga nicht gleich beantworten kann, greift diese auf das umfangreiche Informationsmaterial und die Fachleute der La Leche Liga zurück, und wird sicher eine befriedigende Antwort für Sie finden. Von unruhigen Babys, kritischen Verwandten und zurückgehender Milchmenge bis zur Rückkehr in den Beruf oder die Notwendigkeit einer Medikamenteneinnahme: für schwierige Situationen beim Stillen ist die La Leche Liga da.

Die örtlichen La Leche Liga-Gruppen bieten monatliche Treffen an, bei denen sich werdende und junge Mütter mit erfahrenen stillenden Müttern und den Gruppenleiterinnen treffen. Sie unterhalten sich darüber, wie und warum gestillt wird, was man beim Stillen nicht tun sollte und sprechen über ihre eigenen Erfahrungen. Die Mütter können offen über die Schwierigkeiten reden, die sie mit dem Stillen oder den alltäglichen Belastungen des Mutterdaseins haben. Sie können sicher sein, daß die Beraterinnen nicht nur viele hilfreiche Ideen haben, sondern auch die Bemühungen jeder Mutter voller Wärme unterstützen.

Um eine Gruppe der La Leche Liga Deutschland, Österreich oder Schweiz in Ihrer Region zu finden, schreiben Sie die entsprechenden Postfächer an (siehe Anhang). Über die Postfachadressen bekommen Sie die Publikations- und Beraterinnenliste der verschiedenen nationalen La Leche Liga-Organisationen (bitte Briefporto beilegen).

Vielleicht finden Sie auch Informationen über die Treffen der La Leche Liga in Ihrer örtlichen Zeitung, im Internet oder in der Praxis Ihres Arztes. Oft kann Sie die Leiterin Ihres Geburtsvorbereitungskurses an eine örtliche La Leche Liga-Gruppe verweisen.

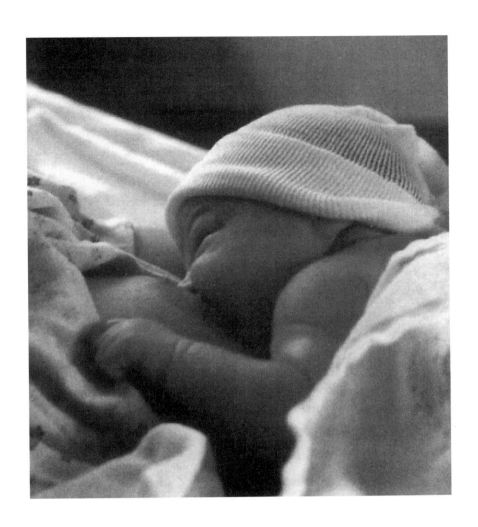

2. KAPITEL

Vorbereitung auf das Stillen

Gute Voraussetzungen für das Stillen schaffen

Während der ganzen Schwangerschaft bereitet sich der Körper einer Frau auf das Stillen vor.

Ihre Brüste werden größer und meist auch empfindlicher, wenn das milchproduzierende Drüsengewebe im Inneren der Brüste wächst. Der Brustwarzenhof, der pigmentierte Bereich um die Brustwarzen, wird dunkler und die Brustwarzen können steifer werden und stärker hervortreten. Die Montgomeryschen Drüsen, die stecknadelkopfgroßen Erhebungen um die Brustwarze herum, sondern eine Substanz ab, die die Brustwarzen einfetten und schützen. Irgendwann im zweiten Drittel der Schwangerschaft fangen die Brüste an, Kolostrum zu bilden – eine Vormilch, die besonders reich an Antikörpern ist. Manche Frauen bemerken, daß in einem späten Stadium der Schwangerschaft etwas Kolostrum aus ihren Brüsten tropft.

Alle diese Veränderungen finden statt, ganz gleich, ob eine Mutter die Absicht hat, ihr Kind zu stillen oder nicht. Also verläuft der wichtigste Teil der Vorbereitungen auf das Stillen natürlich und ohne unser Zutun. Darüber hinaus ist tatsächlich nicht viel mehr notwendig.

Das Leben mit einem Baby ist eine große Veränderung und Herausforderung. Es ist wichtig zu wissen, was Sie zu erwarten haben und wie Sie sich vorbereiten können.

Die Pflege der Brust und der Brustwarzen

Wenn Sie an das Stillen denken, werden Sie allmählich Ihre Brüste in einem neuen Licht sehen. Seit dem Zeitpunkt, an dem die Figur eines Mädchens fraulich wird, sind die Brüste ein wichtiger Teil des Bildes, das sie von ihrem Körper hat, und ihres Selbstverständnisses als Frau. Einige Frauen mögen ihre Brüste und andere nicht; einige können sie ohne Schwierigkeiten berühren, andere wiederum nicht. Manche Frauen machen sich Sorgen wegen des Stillens, während andere sich zuversichtlicher fühlen.

Es kann zunächst befremdend, ja sogar erschreckend erscheinen, sich die Brüste als funktionierende Organe, als Quelle für die körperliche und seelische Entwicklung des Säuglings vorzustellen. Eine Frau mag sich fragen, ob ihre Brüste genug Milch bilden werden, wie das Baby die Milch herausholen wird und ob ihre durch die Schwangerschaft veränderten Brüste jemals wieder so sein werden wie vorher. Die Erfahrung, daß nach der Geburt der gesamte Prozeß ganz natürlich abläuft, ist geradezu ehrfurchteinflößend und kann dazu führen, daß eine Frau ein neues Verständnis für ihren Körper und ihre Brüste entwickelt.

Weibliche Brüste und Brustwarzen variieren stark in Größe und Form. Die Größe einer Brust hat keinen Einfluß auf die Fähigkeit einer Frau, Milch für ihr Baby zu produzieren. Auch kleine Brüste enthalten ausreichend milchproduzierende Drüsen; bei größeren Brüsten ist lediglich das Fettgewebe dicker – was keinen Einfluß auf das Stillen hat.

Ein guter BH kann nützlich sein

Eine Schwangerschaft verändert die Größe, Form und Festigkeit der Brüste, unabhängig davon, ob eine Frau stillen wird oder nicht. Je nachdem, wie Sie es bisher gewohnt sind, ist es Ihnen überlassen, ob Sie in der Schwangerschaft einen Büstenhalter tragen wollen.

Wenn Sie einen Büstenhalter tragen wollen, werden Sie vermutlich feststellen, daß er in der Schwangerschaft eine Nummer größer sein muß. Es ist sinnvoll, Büstenhalter zu kaufen, die Körbchen zum Öffnen haben, so daß Sie sie später beim Stillen weiterverwenden können. Sie werden vielleicht noch größere Büstenhalter in den ersten Wochen nach der Geburt Ihres Babys brauchen. Schauen Sie sich in den letzten Wochen Ihrer Schwangerschaft nach Stillbüstenhaltern um, aber kaufen Sie zunächst nur zwei oder drei. Wenn Ihnen eine bestimmte Marke gut paßt, können Sie sie später nachkaufen. Zusätzlicher Platz in den Körbchen und eine zweite Reihe Haken im Rücken sollten vorhanden sein, damit der Büstenhalter auch dann noch gut sitzt, wenn die Brüste größer werden. Der Verschluß der Körbchen sollte sich leicht mit einer Hand öffnen und schließen lassen, während der andere Arm das Baby hält. Büstenhalter sollten bequem sein; sie sollten weder kneifen noch drücken. Seien Sie besonders vorsichtig mit Drahtbügeln, die den Milchfluß hemmen können, wenn sie nicht genau passen.

Die Büstenhalter und Stilleinlagen (die einige Frauen verwenden, um auslaufende Milch aufzusaugen) sollten die Luftzirkulation an den Brustwarzen nicht unterbinden. Dadurch beugt man u. a. rissigen und wunden Brustwarzen vor. Materialien aus reiner Baumwolle sind am besten; vermeiden Sie Büstenhalter und Stilleinlagen mit einer Fütterung aus Kunstgewebe.

Frühere Brustoperationen

Frühere Brustoperationen können das Stillen beeinträchtigen, wenn Milchgänge oder Hauptnervenstränge durchtrennt worden sind. Bei einigen chirurgischen Brustverkleinerungen werden Nervenstränge durchgeschnitten; dadurch kann die Milch während des Stillens nicht zur Brustwarze gelangen. Brustimplantate allein bereiten gewöhnlich beim Stillen keine Probleme, aber manchmal werden Nerven oder Milchgänge bei einer Brustvergrößerung durchtrennt. Ein klärendes Gespräch mit dem Chirurgen kann dazu beitragen aufzuklären, was gemacht wurde. Der einzige Weg jedoch, um sicher herauszufinden, ob das Stillen in einem bestimmten Fall erfolgreich ist oder nicht, besteht darin, es einfach zu versuchen. Dabei sollte man die Grundregeln ganz genau beachten: die Haltung, das Ansaugen, die Anzeichen dafür, daß das Baby genug Milch bekommt und häufiges Anlegen.

Die Vorbereitung der Brustwarzen

Vor Jahren machten Ärzte, Schwestern und andere Befürworter des Stillens den Schwangeren alle möglichen Vorschriften, die ihnen helfen sollten, ihre Brustwarzen frühzeitig »abzuhärten«, um ein Wundsein beim Stillen zu verhindern. Glücklicherweise sind solche Zeiten vorbei. Die Fachleute sind sich heute darüber einig: die meisten wunden Brustwarzen entstehen dadurch, daß die Babys beim Stillen nicht richtig gehalten werden oder nicht richtig saugen. Eine Brustwarze kann ohnehin nicht wirklich abgehärtet werden. Brustwarzen sind von Natur aus biegsam und empfindlich.

Die meisten Mütter brauchen nichts Besonders zu tun, um ihre Brustwarzen auf das Stillen vorzubereiten. Schwangere und stillende Mütter sollten vermeiden, ihre Brustwarzen mit Seife zu waschen – es ist nicht sinnvoll, die natürlichen Öle abzuwaschen, die die Haut geschmeidig erhalten. Es ist nicht notwendig, aber es schadet auch nicht, eine Creme für die Brustwarzen zu benutzen, solange sie sparsam aufgetragen wird. Eine gute Wahl ist hypoallergenes Lanolin (Lansinoh), das auch verwendet werden kann, nachdem das Baby da ist.

Stillen bei Flach- oder Hohlwarzen

Flach- oder Hohlwarzen können das Ansaugen für den Säugling erschweren. Für Babys ist es gewöhnlich einfacher, eine Brustwarze zu fassen, die hervorsteht. Es ist wichtig, die Brust in der Schwangerschaft auf Hohlwarzen zu untersuchen. Es kann eine Menge Enttäuschung in den ersten Wochen des Stillens verhindern, wenn Sie etwas gegen die Hohlwarzen unternehmen, bevor das Baby auf der Welt ist.

Um festzustellen, ob Sie Flach- oder Hohlwarzen haben, drücken Sie sanft mit zwei Fingern die Brustwarze am Ansatz zusammen. Eine Flachwarze kann nicht nach außen gedrückt werden und tritt bei Berührung nicht hervor. Eine Hohlwarze zieht sich zurück, wenn der Brustwarzenhof zusammengedrückt wird. Ihre Brustwarzen sind nicht gleich: bei einer Frau kann eine Brustwarze sehr nach innen eingezogen sein, während die andere nur leicht eingezogen ist oder überhaupt keine Probleme macht.

Die Brustwarzen ziehen sich nach innen, weil sie winzige Gewebsbänder mit dem Inneren der Brust verbinden. Bei einer Behandlung der Hohl- oder Flachwarzen werden diese Bänder gedehnt, so daß die Brustwarze hervortreten kann.

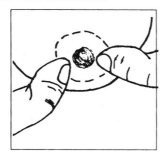 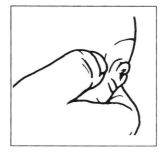

Um festzustellen, ob Hohlwarzen vorliegen, drücken Sie mit zwei Fingern die Brustwarze am Ansatz zusammen. Die Brustwarze sollte hervortreten, anstatt sich zurückzuziehen.

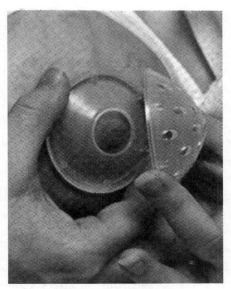
Brustschilde können Hohlwarzen korrigieren

Eine Möglichkeit, um Hohlwarzen zu behandeln, ist die Verwendung von Brustwarzenformern. Diese festen Schalen aus leichtem Plastik werden innen im Büstenhalter getragen. Der Innenring, der direkt auf der Haut sitzt, übt einen sanften Druck auf den Brustwarzenhof aus und bewirkt, daß die Brustwarze durch die Öffnung in der Mitte hervortritt. Die äußere Schale sorgt für einen Abstand zwischen Büstenhalter und Brustwarze, damit Sie sich wohler fühlen. Sie tragen die Brustwarzenformer zunächst ein paar Stunden am Tag und steigern allmählich die Zeit, in denen Sie sie benutzen. Nach der Geburt des Babys können die Brustwarzenformer vor dem Anlegen getragen werden, damit die Brustwarzen besser hervortreten. Es kommt Ihnen vielleicht zunächst merkwürdig vor, sie zu tragen, aber sie fallen unter der Kleidung nicht auf.

Man kann auch die »Hoffman-Technik«* anwenden, um Flach- oder Hohlwarzen hervortreten zu lassen. Sie legen dazu Ihren Daumen auf jede Seite des Brustwarzenansatzes. Dann drücken Sie kurz und fest gegen die Brust und ziehen gleichzeitig die Daumen auseinander. Bewegen Sie die Daumen im Kreis um den Brustwarzenhof und wiederholen Sie die oben beschriebene Bewegung. Wiederholen Sie dies täglich mehrmals. Sobald sich die Brustwarze aufzurichten beginnt, ist es möglicherweise auch hilfreich, diese zwischen Daumen und Zeigefinger sanft hin- und herzubewegen. Drücken Sie die Finger etwas zusammen und ziehen Sie die Brustwarze vorsichtig heraus, während Sie sie nach oben und unten bewegen.

* Die Hoffman-Technik wird von der Wissenschaft unterschiedlich diskutiert und bewertet. Sicherheitshalber sollte sie erst nach der Entbindung angewandt werden.

Hohlwarzen müssen kein Stillhindernis darstellen, selbst wenn eine Mutter in der Schwangerschaft nichts dagegen unternommen hat. Wenn sorgfältig auf die Stillhaltung des Babys geachtet wird und Mutter und Kind viele Gelegenheiten zum Üben wahrnehmen, sind die meisten vollausgetragenen, gesunden Babys in der Lage, sich an der Brust festzusaugen und beim Trinken die Brustwarze herauszuziehen.

Wenn Sie Fragen in bezug auf Hohlwarzen haben oder nicht sicher sind, ob Sie Hohlwarzen haben, nehmen Sie Kontakt mit einer Beraterin der LA LECHE LIGA auf oder mit jemandem aus dem Gesundheitswesen, einem Arzt oder einer Hebamme, die sich mit dem Stillen auskennen. Professionelle Kräfte, die die Vorsorgeuntersuchungen für Schwangere durchführen, sollten bei den Brustuntersuchungen auch nachprüfen, ob Hohlwarzen vorliegen. Eine LA LECHE LIGA-Beraterin kann Ihnen helfen, Schwierigkeiten vorzubeugen und Sie auf einen guten Stillanfang vorzubereiten. Die Brustwarzenformer bekommen Sie bei der LA LECHE LIGA oder in Apotheken.

Die Auswahl des Arztes und des Krankenhauses

Viele Ärzte sind heute Verfechter der Devise »Muttermilch ist das Beste«, aber nicht alle haben genug über das Stillen gelernt, um den stillenden Müttern eine Hilfe zu sein. Bisher wurde Ärzten – selbst Kinderärzten – in den medizinischen Vorlesungen wenig oder nichts über Stilltechniken beigebracht. Diejenigen, die sich gut mit dem Stillen auskennen, verdanken ihr Wissen ihrer Berufspraxis, dem Anschauungsunterricht durch sachkundiges Personal aus dem Gesundheitswesen, den Gesprächen mit erfahrenen stillenden Müttern oder – im Falle von Ärztinnen – den Stillerfahrungen mit ihren eigenen Babys.

Ärzte, die viel über das Stillen wissen und es als etwas sehr Wichtiges ansehen, sind ein Segen für stillende Mütter. Sie verhelfen ihnen zu einem guten Anfang und unterstützen sie dabei weiterzustillen. Krankenhäuser mit »babyfreundlichen« Routinemaßnahmen sind auch wichtig. Untersuchungen haben gezeigt, daß der Prozentsatz der stillenden Mütter sehr stark von der Haltung des Krankenhauspersonals zum Stillen abhängt.

Die Vorstellung, daß Sie sich Ihre medizinischen Betreuer aussuchen, mag Ihnen wie eine beängstigende Aufgabe vorkommen. Die Zahl der möglichen Kandidaten kann durch Faktoren begrenzt sein, auf die Sie keine Einflußmöglichkeit haben – z.B. die geographische Lage oder die Bestimmungen Ihrer Krankenkasse. Es wird Ihnen dennoch helfen, Erkundigungen einzuziehen, nachzufragen und Ihre Bedürfnisse im Voraus klarzustellen, um eine gute Beziehung zu Ihrem Arzt aufzubauen, die in den kommenden Monaten vielleicht sehr wichtig sein wird.

Es gibt viele Möglichkeiten, um einen Arzt zu finden, der Ihren Vorstellungen entspricht. Erkundigen Sie sich – die meisten Menschen erzählen sehr bereitwillig von ihrem Arzt. Auch Mütter von kleinen Kindern, die Sie bei La Leche Liga-Treffen kennenlernen, haben Erfahrungen mit Ärzten gesammelt. Sie können Ihnen vieleicht einen Arzt nennen, der das Stillen unterstützt. Die örtlichen Krankenhäuser oder medizinische Einrichtungen in der Region werden Ihnen Namen nennen, wenn Sie dort anrufen. Ihr Hausarzt oder Ihre Hebamme können vielleicht auch Kollegen empfehlen, die hinter dem Stillen stehen.

Um mehr über einen Arzt zu erfahren, rufen Sie in seiner Praxis an. Das Personal wird Ihnen grundlegende Fragen über Sprechzeiten, Regelungen bei Anrufen außerhalb der Sprechzeiten und bei Vertretungen, die Verbindung zu Krankenhäusern, Versicherungsfragen und Gebühren beantworten.

Stellen Sie eine Liste mit Fragen auf, die Sie bei dem Gespräch stellen möchten. Erwarten Sie nicht, daß Sie sie alle ansprechen werden. Wichtiger als alle möglichen Eventualitäten abzuklären ist es, jemanden zu finden, mit dem Sie sprechen können. Diese Person interessiert sich wirklich für Ihre Bedürfnisse und Entscheidungen und achtet sie; ihre Vorstellungen von Schwangerschaft und Kindererziehung stimmen mit den Ihren überein. Es ist wichtiger, einen Arzt zu finden, der flexibel und bereit ist, mit Ihnen zusammen ein Problem zu lösen, als jemanden, der alle »richtigen« Antworten weiß.

Unterstützung durch den Kinderarzt

Die Kinderärzte sind nicht nur im Falle von ernsthaften Krankheiten zur Stelle, sondern sie sind auch zuständig für die Vorsorgeuntersuchungen der Babys und die Impfungen. Sie geben der Mutter sowohl Unterstützung wie auch Antworten auf alle Fragen, angefangen vom Schnupfen und Hautausschlägen bis hin zum Verhalten des Säuglings, seiner Entwicklung und zur elterlichen Erziehung.

Wenn Sie mit einem in Frage kommenden Arzt über Ihr Baby sprechen, werden Sie sich erkundigen wollen, was er beim Gedanken an das Stillen empfindet. Es ist jedoch wichtiger zu fragen, wieviele Babys in seiner Praxis gestillt werden und wie lange. Wieviele Mütter füttern zu? Wann und wie empfiehlt der Arzt das Abstillen? Was wird er tun, um Ihnen dabei zu helfen, in den ersten Tagen nach der Entbindung einen guten Stillanfang zu finden? Dieser Art von Fragen nachzugehen wird mehr über die Unterstützung eines Arztes für stillende Mütter offenbaren als die einfache Frage »Welche Gefühle haben Sie in bezug auf das Stillen?«. Erkundigen Sie sich auch nach dem Praxispersonal, da Sie mit ihm vielleicht genausoviel Kontakt haben wie mit dem Arzt. Gibt es Mitarbeiterinnen, die ein besonderes Interesse daran haben, den stillenden Müttern zu helfen? Welche Qualifikationen und Erfahrungen haben sie?

Vielleicht finden Sie auf Anhieb einen Arzt, der gut Bescheid weiß und Sie unterstützt, vielleicht aber auch nicht. Informieren Sie Ihren Arzt über Ihre Bedürfnisse. Denken Sie daran, daß viele Ärzte etwas über das Stillen nur von den Müttern in ihrer Praxis gelernt haben! Ihre ganz persönliche Begeisterung und Ihr Wissen über das Stillen kann sich auf Ihren Arzt übertragen.

Geburtshilfe und Krankenhäuser

In den ersten 24 bis 48 Stunden nach der Geburt eines Babys spielt die Krankenhausroutine eine große Rolle im Leben einer stillenden Mutter – am Tag und in der Nacht. Das Stillen kommt am besten in Gang, wenn die Mutter und das Baby früh und oft, möglichst ständig, zusammen sein können. Neugeborene Babys müssen anfangs häufig, aber in nicht vorhersehbaren Abständen gestillt werden. Dies geht einfacher in Krankenhäusern, in denen das Baby 24 Stunden lang bei der Mutter ist oder wenn die Mutter und das Baby kurz nach der Geburt nach Hause gehen können. Vorschriften und Routinemaßnahmen, die besagen, daß die Mutter in ihrem Zimmer und das Baby im Säuglingszimmer zu bestimmten Zeiten am Tag bleiben sollen, stören den natürlichen Rhythmus des Stillens und das gegenseitige Kennenlernen von Mutter und Baby. Im Idealfall wird das Krankenhauspersonal einer stillenden Mutter nicht nur gestatten, ihr Baby bei sich zu haben und es im Einklang mit seinen Wünschen häufig zu stillen, sondern sie auch zu diesem Verhalten ermutigen. Wenn Mutter und Kind zusammen sind, schützt dies auch vor der Möglichkeit, daß die Säuglingsschwestern dem Baby Flaschen mit Milch oder Tee geben oder ihm einen Schnuller anbieten. Beides kann sich sehr störend auf das Stillen auswirken.

Um mehr über die Praktiken in einem Krankenhaus zu erfahren, rufen Sie an und vereinbaren Sie ein Gespräch mit der Stationsschwester der Säuglings- und Wochenbettstation. Sie wird Ihnen den normalen Ablauf im Krankenhaus schildern, aber vielleicht wird sie Ihnen auch sagen können, welche Ärzte des Krankenhauses Ihre Ansichten über die Entbindung teilen und das Stillen unterstützen. Führungen oder »Tage der offenen Tür« in Kliniken oder Geburtshäusern sind eine weitere Informationsquelle bezüglich der Einrichtungen, Routinemaßnahmen oder Stillpraktiken.

Eine stillende Mutter gewinnt viel durch ein positives Wehen- und Geburtserlebnis. Das Gefühl, daß Sie es gut gemacht haben und in den anstrengenden Stunden der Entbindung voller Achtung behandelt worden sind, trägt zu Ihrem Selbstbewußtsein als Mutter bei. Während zwar einige schwierige Situationen jede nur mögliche medizinische Hilfe erforderlich machen, kann sich ein Großteil der technischen Apparaturen im Kreissaal störend auf die Bemühungen einer Mutter auswirken, ihr Kind natürlich zur Welt zu bringen. Überdies verändern viele der Medikamente, die der Mutter während der Wehen oder der Entbindung gegeben werden, das kindliche Saugverhalten noch einige Tage nach der Geburt.

Informieren Sie sich über die Geburt, die medizinischen Eingriffe und die Methoden, mit den Wehen umzugehen, indem Sie Geburtsvorbereitungskurse besuchen und verschiedene Bücher lesen. Sprechen Sie über Ihre Vorstellungen, wie die Geburt ablaufen soll, mit Ihrem Geburtshelfer. Manchmal ist es nützlich, alles schriftlich festzuhalten und den Arzt zu bitten, Ihre Vorstellungen über den Ablauf der Geburt zu unterschreiben. Sie können dann davon Kopien ins Krankenhaus mitnehmen und das Personal auf die Vereinbarungen mit Ihrem Arzt verweisen, wenn etwas vorgeschlagen wird, was Sie nicht möchten. Sie können sich von Ihrem Kinderarzt bescheinigen lassen, daß Ihr Baby häufig angelegt wird und keine Fertignahrung oder Tee- bzw. Elektrolytlösungen im Säuglingszimmer bekommen soll.

Natürlich ist eine »perfekte« Geburt keine Voraussetzung für erfolgreiches Stillen. Das Stillen wird gut verlaufen, selbst wenn es unvorhersehbare Komplikationen gibt, bei Ihnen ein Kaiserschnitt gemacht werden muß oder Sie von Ihrem Baby einige Zeit nach der Geburt getrennt werden. Sie können nicht alles kontrollieren, was geschieht – selbst nicht unter den allerbesten Voraussetzungen. Sicher ist jedoch: sobald Sie Ihr Baby in den Armen halten, sind Sie das einzige, was es braucht.

Was wird anders, wenn das Baby da ist?

Nach der Ankunft Ihres Babys werden Sie viel Zeit mit ihm zubringen, es halten, hin- und herwiegen und stillen. Vorgeburtliche Visionen von einem perfekten Haushalt, Zeit für Hobbys und exquisiten Mahlzeiten (all dies erledigen Sie, während das Baby seine langen Nickerchen macht) verblassen angesichts der realen Betreuung des Babys rund um die Uhr. Es wird nicht viel Zeit für etwas anderes übrigbleiben. Das Leben wird schließlich doch noch irgendwann in normale Bahnen münden, aber die ersten Wochen nach der Entbindung verschwimmen für viele junge Familien wie in einem Nebel.

Wenn man sich rechtzeitig auf die Bedürfnisse des neugeborenen Babys einstellt, kann das den Übergang von einem Lebensstil zum anderen erleichtern. Nehmen Sie sich nicht vor, in den ersten Lebensmonaten Ihres Babys große Pläne zu verwirklichen. Wenn eine größere Putzaktion an-

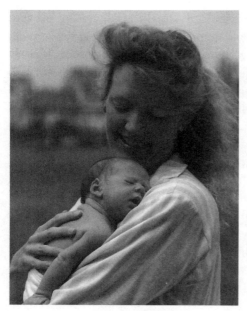

steht oder die Wohnung neu gestrichen werden soll, wenn es sich um ehrenamtliche Aufgaben handelt, die Ihre Zeit beanspruchen oder einen beruflichen Termin, der eingehalten werden muß, dann planen Sie es so ein, daß die Arbeit weit vor Ihrem Entbindungstermin erledigt ist. Leisten Sie sich den Luxus, Ihrem neugeborenen Baby Ihre ganze Aufmerksamkeit zu schenken. Legen Sie Vorräte von Lebensmitteln an; kochen und frieren Sie Mahlzeiten ein. Räumen Sie in den Schränken auf und planen Sie jetzt schon, was Sie in den ersten Wochen nach der Geburt tragen können, wenn Ihre Taille noch nicht wieder so schlank wie vorher ist und zweiteilige Kleidungsstücke am praktischsten fürs Stillen sind.

Wenn Eltern, Verwandte oder Freunde Ihnen ihre Hilfe in den Tagen und Wochen nach der Entbindung anbieten, bitten Sie sie, dafür zu sorgen, daß für Sie und Ihre Familie gekocht wird, daß Sie frischgewaschene Wäsche zum Anziehen haben und daß die Wohnung einigermaßen sauber ist. Erklären Sie ihnen, daß Sie am meisten jemanden brauchen, der sich um Sie kümmert, so daß Sie sich um Ihr Baby kümmern und es kennenlernen können. Erzählen Sie Ihren möglichen Helfern von Ihrer Absicht zu stillen und sagen Sie ihnen, wie wichtig ihre Unterstützung für Sie ist.

Die Rückkehr in den Beruf

Verständlicherweise wollen Arbeitgeber wissen, ob und wann Mütter nach der Geburt des Babys wieder an ihren Arbeitsplatz zurückkehren. Obwohl es einiges an Entschlossenheit voraussetzt, können Sie weiterstillen, selbst wenn Sie von Ihrem Baby während eines 8-Stunden-Tages getrennt sind. Aber Ihnen beiden wird es zugute kommen, wenn Sie so viel Zeit wie möglich nach der Geburt für sich haben, damit das Stillen gut in Gang kommt und Sie sich kennenlernen.

Vielleicht überrascht Sie die Stärke Ihrer Gefühle für Ihr Baby, nachdem es auf die Welt gekommen ist. Es kann für Sie und Ihr Kind schwierig sein, es bei einer Betreuungsperson zurückzulassen. Babys brauchen die ständige Gegenwart ihrer Mutter, um sich wirklich gut entwickeln zu können.

Wenn es möglich ist, geben Sie keine bindende Zusage darüber ab, wann Sie nach der Geburt des Babys wieder an Ihren Arbeitsplatz zurückkehren. Wenn Sie sich erst einmal in Ihrer Mutterrolle zurechtgefunden haben, können Sie Ihre Pläne in Einklang mit den Bedürfnissen Ihres Babys bringen. Untersuchungen haben gezeigt, daß eine Halbtagsbeschäftigung dem Langzeitstillen förderlicher ist als eine 40-Stunden-Woche und daß auch eine Verschiebung der Rückkehr in den Beruf um ein paar Monate das Stillen erleichtert.

Wenn es Ihnen möglich ist, Ihr Baby selbst rund um die Uhr zu betreuen (oder wenn Sie mit Ihrem Partner einen Weg finden können, daß immer einer von Ihnen beiden für Ihr Kind da ist), dann denken Sie ernsthaft über diese Möglichkeit nach. Viele Psychologen glauben, daß eine sichere Bindung zwischen Mutter und Baby entscheidend ist für das kindliche Selbstverständnis und seine Fähigkeit, später Beziehungen mit anderen Menschen einzugehen. (Wenn Sie mehr über dieses Thema wissen wollen, schauen Sie die Bücherliste am Ende des Buches an.)

Zuhause bleiben

Für viele Frauen bedeutet die Geburt ihres ersten oder manchmal ihres zweiten Babys, daß sie von nun an ganztags zu Hause bleiben, nachdem sie eine Reihe von Jahren im Beruf gearbeitet haben. Selbst wenn Sie sich darauf gefreut haben, Ihr Leben als Vollzeitmutter zu genießen, wird die Anpassung Zeit brauchen. Ihr neuer Lebensstil stellt neue Anforderungen an Sie; er macht es erforderlich, daß Sie lernen, Ihre Zeit genau einzuteilen oder sogar neue Freunde suchen müssen. Ob Ihre Zeit zu Hause auf die Dauer des Mutterschutzes beschränkt ist oder den Anfang eines neuen Lebens als Ganztagsmutter darstellt: sorgen Sie dafür, daß Sie selbst auch nicht zu kurz kommen. Die Ruhepausen, die das Stillen mit sich bringt, werden Ihnen helfen, Zeit zu finden, um zu lesen, mit Muße fernzusehen, sich mit Ihrer Familie und Ihren Freunden zu unterhalten oder einfach nachzudenken und zu träumen. Diese besondere Zeit wird nie wieder kommen. Genießen Sie sie.

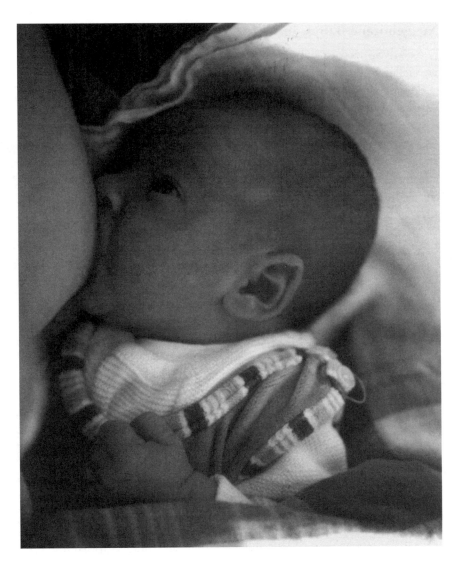

3. Kapitel

Richtig anfangen

Neugeborene Babys, ihre Mütter und das Stillen

Die erste Stillzeit ist wunderbar und aufregend – aber manchmal haben Sie vielleicht den Eindruck, daß Sie sich ein wenig ungeschickt anstellen.

Wenn ein Baby auf die Welt kommt, bringt es schon eine Menge Wissen in bezug auf das Saugen und Trinken mit. Trotzdem braucht es von seiner Mutter – die ja selbst auch noch lernen muß – ein gewisse Anleitung. Manche Babys saugen gleich zu Beginn wie Profis an der Brust; andere verhalten sich in den ersten Tagen eher etwas zögerlich. Auch die Mutter fühlt sich möglicherweise während dieser ersten Stillzeit unsicher. Aber Sie beide werden sich bald aneinander gewöhnen.

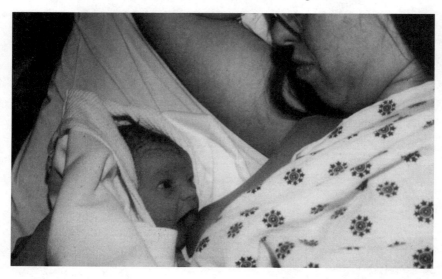

Babys werden mit Reflexen geboren, mit deren Hilfe sie das Saugen an der Brust erlernen. Wenn man ihre Wangen berührt, drehen sie ihr Gesicht und suchen nach der Brustwarze. Sie öffnen ihren Mund weit, um die Brust zu fassen, umschließen diese mit aufgestülpten Lippen und fangen an zu saugen und zu schlucken. Sie wissen sogar, wann ihre kleinen Mägen voll sind und es Zeit ist loszulassen.

Der mütterliche Körper reagiert ebenfalls mit Reflexen auf die Signale des Babys. Sobald sich die Plazenta abgelöst hat, fällt der Östrogen- und Progesteronspiegel. Dann sorgt das Hormon Prolaktin dafür, daß innerhalb von zwei oder drei Tagen reichlich Milch in den Brüsten produziert wird. Dies wird häufig als »Milcheinschuß« bezeichnet und kann recht aufregend verlaufen. Von diesem Augenblick an reguliert das Gesetz von Angebot und Nachfrage die Milchproduktion: je mehr das Baby saugt und je mehr Milch aus der Brust fließt, um so mehr Milch wird vom mütterlichen Körper gebildet.

Wenn das Baby angelegt wird, schüttet der Körper der Mutter ein anderes Hormon aus, das Oxytozin. Es bewirkt, daß winzige Muskeln die Milch aus den Drüsen tief in der Brust (dort, wo die Milch gebildet wird) herauspressen und sie durch die Milchgänge bis zur Brustwarze vorwärtsschieben. Dieser Vorgang wird Milchspendereflex genannt. Das Oxytozin bewirkt auch, daß sich die Gebärmutter zusammenzieht und trägt somit dazu bei, daß sie schneller wieder ihre ursprüngliche Größe erreicht. Diese Kontraktionen sind zwar sinnvoll, aber sie können sich besonders bei einer zweiten oder späteren Entbindung während einiger Tage unangenehm bemerkbar machen. Atmen Sie tief ein und aus oder versuchen Sie eine andere Entspannungstechnik, wenn Ihnen diese »Nachwehen« Schwierigkeiten bereiten. Sie könnten auch Ihren Arzt oder eine Hebamme fragen, ob sie Ihnen ein Schmerzmittel geben können, das mit dem Stillen vereinbar ist.

Stillen gleich nach der Geburt

Etwa eine Stunde nach der Geburt ist das Neugeborene ruhig und hellwach. Es befindet sich in einem Zustand, in dem sein Körper entspannt und seine ganze Energie auf das Sehen und Hören gerichtet ist. Neugeborene in diesem ruhigen, sehr wachen Zustand blicken gebannt in die Gesichter der Erwachsenen und reagieren auf die Stimme ihrer Mutter, die ihnen von den Monaten in ihrem Körper bereits ganz vertraut ist. Diese besondere Zeit sollte nicht mit Routinemaßnahmen des Krankenhauses verschwendet werden, indem die Babys von ihren Müttern getrennt werden. Außer bei akuten medizinischen Problemen gehören die neugeborenen Babys zu ihren Müttern. Augentropfen (die vorübergehend das Sehvermögen des Säuglings trüben), Bäder und Untersuchungen können warten, bis die Mutter und ihr Baby Zeit gehabt haben, sich aneinander zu gewöhnen. Der mütterliche Körper wird das Baby warm halten und das medizinische Personal kann die Mutter und das Baby beobachten, ohne sich dazwischenzudrängen.

Mütter und Babys sind meist dazu bereit, bald nach der Geburt mit dem Stillen zu beginnen. Ein neugeborenes Baby, das unbekleidet auf die nackte Brust der Mutter gelegt wird, sucht die Brustwarze, stupst sie mit seiner kleinen Nase, leckt sie ab, umschließt sie dann höchstwahrscheinlich fest mit dem Mund und saugt. Die ersten Stillversuche wirken beruhigend auf die Neugeborenen und wärmen sie. Sie bestärken die Mütter und tragen dank der Wirkung des Oxytozins auf die Gebärmutter dazu bei, die Blutungen nach der Entbindung unter Kontrolle zu halten.

Ihr Partner oder jemand vom Pflegepersonal kann Ihnen bei diesen ersten Stillversuchen zur Hand gehen. Vielleicht brauchen Sie Hilfe, um das Baby in eine bequeme Stellung an die Brust zu bringen. Machen Sie sich nicht zuviele Gedanken darüber, ob Sie auch am Anfang alles richtig machen. Jetzt ist die Zeit, um sich zu entspannen und nach der schweren Arbeit des Gebärens Ihr Baby zu genießen.

Manche Babys sind vielleicht zu diesem Zeitpunkt nicht sehr am Stillen interessiert; ihre ganze Aufmerksamkeit ist auf die vielen neuen Eindrücke vom Leben außerhalb des Mutterleibes gerichtet. In einigen Fällen können auch die Mutter und das Baby nach der Anstrengung der Geburt zu müde sein. Nachdem sie sich beide gut ausgeruht haben, werden sie bereit sein, mit dem Stillen zu beginnen.

Sprechen Sie frühzeitig mit Ihrem Geburtshelfer darüber, daß Sie Ihr Baby in den ersten Stunden nach der Entbindung nahe bei sich haben und es stillen möchten. Auch wenn Sie Ihr Kind durch einen Kaiserschnitt geboren haben, sollte es Ihnen möglich sein, diese besondere Zeit ganz oder teilweise mit Ihrem Baby zu verbringen.

Wie das Baby lernt, richtig an der Brust zu trinken

Sie werden in den ersten Wochen nach der Geburt viel Übung beim Stillen bekommen. Es ist wichtig, das Anlegen von Anfang an richtig zu machen. »Stillexperten« – fünf oder sechs Monate alte Stillkinder – können in fast jeder Stellung gut und gründlich die Brust entleeren, selbst wenn sie dabei herumzappeln. Anfangs jedoch, wenn Ihr Baby das Stillen erst lernt, werden Sie gut aufpassen müssen. Wie Sie sitzen oder liegen, wie Sie Ihr Baby halten und wie Sie die Brust anbieten – dies alles wird Auswirkungen darauf haben, wie der Mund des Säuglings die Brust beim Stillen umschließt. Wenn das Baby die Brust nicht richtig gefaßt hat, kann dies zu wunden Brustwarzen bei der Mutter, einer zu geringen Gewichtszunahme beim Baby und zu Enttäuschungen für beide führen.

Die ersten Stillmahlzeiten verlaufen am besten, wenn das Baby wach und ruhig ist. Nehmen Sie sich ein paar Minuten Zeit, um ein aufgeregtes Baby zu beruhigen oder wecken Sie ein schläfriges Kind erst auf, bevor Sie ihm die Brust anbieten.

Um ein schläfriges Baby sanft aufzuwecken, legen Sie es auf Ihre Unterarme, so daß es rechtwinklig Ihrem Körper zugewandt ist und bringen Sie es langsam in eine aufrechtere Haltung. Sie können diese Auf- und Abwärtsbewegung wiederholen, während Sie mit ihm sprechen und es bei seinem Namen rufen. Wenn Ihr Baby die Augen öffnet, versuchen Sie es dazu zu bringen, daß es Sie ansieht; drehen Sie das Licht etwas schwächer, so daß es ohne Schwierigkeiten seine Augen öffnen kann. Wenn der Raum weder kalt noch zugig ist, ziehen Sie es bis auf die Windel aus. Babys trinken besser an der Brust, wenn es ihnen nicht zu warm ist. Darüber hinaus ist ein direkter Hautkontakt mit der Mutter sehr anregend. Eine leichte, flauschige Decke, mit der Sie sich beide eingepackt haben, wird Ihr Baby als kuschelig empfinden.

Wie das Baby beim Stillen gehalten wird

Wenn Sie beide bereit zum Stillen sind, dann achten Sie als erstes darauf, daß Sie es bequem haben. Unterstützen Sie mit Hilfe von Kissen Ihren Rücken, so daß Sie gerade sitzen oder sich in einem leichten Winkel zurücklehnen können. Legen Sie ein oder zwei Kissen auf Ihren Schoß, damit der Mund des Babys in der Höhe Ihrer Brustwarzen liegt. Ein Kissen kann dazu dienen, Ihren Ellbogen zu stützen. Sie sollten sich nicht vor- oder weit zurücklehnen müssen, um Ihr Baby zu stillen. Es ist gewöhnlich einfacher, in einem geraden, bequemen Stuhl mit Armlehnen zu stillen als sitzend in einem Krankenhausbett. Wenn Sie nicht sehr

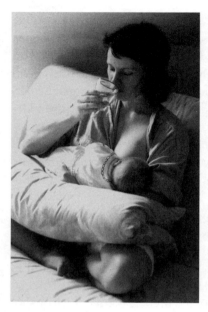

groß sind, können Ihnen ein Fußschemel oder ein paar dicke Bücher unter Ihren Füßen helfen, gerader und bequemer zu sitzen. Wenn Sie im Bett sitzen, ziehen Sie Ihre Beine an und unterstützen Sie die Knie mit einem Kissen, um die gerade Haltung Ihres Rükkens und Ihrer Schultern zu sichern.

Im sogenannten Wiegengriff halten Sie Ihr Baby so: es liegt auf der Seite, sein Kopf ruht in Ihrer Ellenbeuge, sein Nacken und seine Schultern werden von Ihrem Unterarm unterstützt und Ihre Hand umfaßt sein Gesäß. Sein Kopf, sein Nacken und sein Körper sollten eine gerade Linie bilden. Ziehen Sie es heran; Sie beide sollten einander Bauch an Bauch zugewandt sein. Ihr Baby sollte nicht seinen Kopf drehen müssen, um die Brust zu fassen. (Es ist sehr schwirig zu schlucken, wenn Sie Ihren Kopf zur Seite gedreht haben – versuchen Sie es einmal!) Den Arm, der Ihrem Körper am nächsten ist, kann es in Ihren Schoß schmiegen oder um Ihre Taille legen – je nachdem, was bequemer ist.

Umfassen Sie Ihre Brust mit Ihrer anderen Hand in der Form eines C: die Finger unten, den Daumen oben, weit weg von der Brustwarze. Umfassen Sie sanft Ihre Brust, drücken Sie sie nicht und verändern Sie nicht ihre Form. Wenn Sie große Brüste haben, versuchen Sie einmal, ein zusammengerolltes Handtuch oder eine Babydecke unter die Brust zu schieben, um sie zu unterstützen. Wenn Ihre Brüste klein sind, brauchen Sie sie vielleicht überhaupt nicht abzustützen, sobald die Stillmahlzeit im Gange ist.

Die Brust fassen und saugen

Kitzeln Sie die Lippen des Babys leicht mit Ihrer Brustwarze, um es dazu anzuregen, seinen Mund weit zu öffnen. Wenn es ihn weit geöffnet hat,

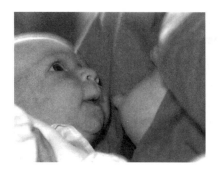 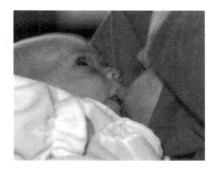

ziehen Sie es schnell nahe an sich heran, damit es viel von der Brust erfaßt und »einen Mund voll Brust« nimmt. Die Brustwarze sollte tief hinten in seinem Mund liegen und seine Lippen bedecken so weit wie möglich den Brustwarzenhof. Sein Kinn und die Spitze seiner Nase berühren die Brust. Selbst wenn Sie Ihr Baby ganz nahe an sich gezogen haben, wird es keine Schwierigkeiten mit dem Atmen haben: die Nasen der Babys sind nach oben gebogen und ihre Nasenflügel geöffnet, so daß sie beim Trinken an der Brust atmen können. Das Kinn des Babys berührt die Brust und seine Lippen sollten nach außen gewölbt sein.

Eine richtige Haltung des Körpers und des Mundes beim Stillen hilft dem Baby, die Milchgänge hinter dem Warzenhof zusammenzudrücken und so viel Milch wie möglich aus der Brust zu saugen. Eine gute Haltung schützt auch die Brustwarzen der Mutter. Das Stillen sollte nicht schmerzhaft sein. Wunde Brustwarzen werden durch Reibung verursacht – die Zunge oder die Zahnleisten des Babys reiben an der empfindlichen Haut der Brustwarzen während des Saugens. Wenn die Brustwarze tief genug im Mund des Babys liegt, schaden ihr auch keine falschen Bewegungen.

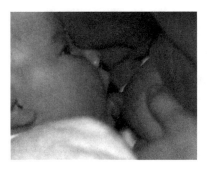 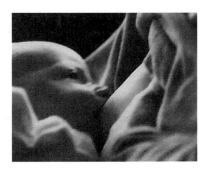

Probleme?
Versuchen Sie es noch einmal

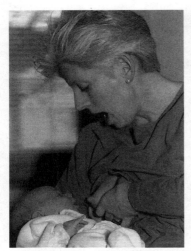

Sagen Sie »Auf«, um Ihr Baby dazu anzuregen, seinen Mund so weit wie beim Gähnen zu öffnen

Machen Sie sich keine Sorgen, wenn Ihr Baby Ihre Brust beim ersten Versuch nicht erfaßt. Bleiben Sie ruhig und versuchen Sie es noch einmal. Wenn das Baby nur an der Spitze der Brustwarze saugt, drücken Sie die Brust ein wenig ein oder stecken einen Finger in den Mundwinkel Ihres Babys, um das Saugvakuum zu unterbrechen und lösen das Baby von der Brust. Überprüfen Sie die Haltung des Babys und Ihre eigene und bieten Sie ihm die Brust dann wieder an. Lassen Sie nicht zu, daß das Baby nur an der Brustwarze saugt – denn dadurch wird sie bald wund.

Einige Babys muß man erst dazu ermutigen, den Mund weit zu öffnen. Versuchen Sie einmal, »Auf« zu sagen, während Sie Ihren eigenen Mund öffnen. Neugeborene Babys können die Mimik von Erwachsenen nachahmen und lernen, ein Wort mit einer Handlung zu verbinden. Ihr Baby wird die Brust besser fassen und wirkungsvoller saugen, wenn Sie ihm beibringen können, daß es »einen Mund voll Brust nehmen« soll, anstatt mit halb offenem Mund nur an der Brustwarze zu saugen.

Wenn das Baby anfängt, zappelig zu werden, bevor es die Brust richtig erfaßt hat, nehmen Sie sich einige Augenblicke Zeit, um es zu beruhigen. Legen Sie Ihr Kind auf Ihre Schulter, streicheln seinen Rücken, gehen im Zimmer umher, und wenn es dann dazu bereit ist, versuchen Sie noch einmal, es anzulegen. Ihr Baby kann nicht lernen, was es tun soll, wenn es weint. Sie werden merken, daß es leichter getröstet werden kann, wenn es noch nicht so aufgeregt ist und vor Hunger schreit.

Wenn Sie selbst ganz verzweifelt sind, dann suchen Sie Hilfe – jemanden, der das Baby besänftigt, während Sie ein paar Mal tief ein- und ausatmen oder ein paar Minuten spazierengehen. Ihr Helfer kann Ihnen auch Kissen vorbereiten, Ihnen ein Glas Wasser oder Saft besorgen, eine winzige Hand festhalten, die Ihnen in die Quere kommt oder Ihnen helfen, genau den richtigen Augenblick abzupassen, um das Baby eng an sich zu ziehen, damit es die Brust fassen kann.

Anzeichen für wirkungsvolles Saugen

Sobald das Baby die Brust erfaßt hat, wird es anfangen zu saugen. Die ersten raschen Saugbewegungen stimulieren Ihren Milchspendereflex. Danach wird das Baby in langsamerem, gleichmäßigem Tempo nach jedem zweiten oder dritten Saugen schlucken. Manche Frauen fühlen beim Einsetzen des Milchspendereflexes ein prickelndes Gefühl in ihren Brüsten; andere dagegen nicht. Die Veränderung im Tempo des kindlichen Saugens deutet jedoch eindeutig darauf hin, daß der Reflex funktioniert.

Wenn das Baby gut saugt, werden Sie sehen, wie seine Ohren (oder Schläfen) sich bewegen. Durch die Bewegung des Unterkiefers wird der Brustwarzenhof zusammengedrückt und so die Milch herausgepreßt. Ein Baby, das die Brust gut erfaßt hat und gut saugt, wird auch nicht leicht von der Brust abrutschen. Es gibt Babys, die trinken nur dann am besten, wenn ihre Mutter ruhig ist und Ablenkungen auf ein Mindestmaß beschränkt sind. Andere brauchen – zumindest in den ersten Tagen – vielleicht einen gewissen Zuspruch, um dabei zu bleiben. Allein Ihre Stimme und Ihre Berührungen bewirken, daß das Baby wach bleibt und weiter trinkt, bis sein Hunger gestillt ist.

Wie lange kann eine Stillmahlzeit dauern?

Babys können selbst entscheiden, wann sie mit dem Stillen fertig sind oder wann sie bereit sind, zu der anderen Brust zu wechseln. Die Stillzeiten auf 5, 10 oder 20 Minuten pro Seite zu begrenzen, verhindert keine wunden Brustwarzen und kann andere Probleme verursachen. Lassen Sie Ihr Baby, so lange es möchte, an der ersten Seite trinken. Wenn es genug hat, wird es von allein die Brust loslassen.

Wenn Sie Ihr Baby von der Brust nehmen, bringen Sie es sanft zum Aufstoßen. Falls Sie es dazu auf Ihre Schulter legen, sollte sein Bauch auf Ihrer Schulter liegen, damit die Luft besser nach oben steigt. Sie können

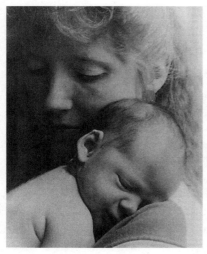

es auch zum Aufstoßen in eine sitzende Haltung bringen; mit einer Hand unterstützen Sie den Brustkorb, den Nacken und das Kinn Ihres Kindes und mit der anderen klopfen oder reiben Sie leicht seinen Rücken. Wenn die Luftblase ungefähr nach einer Minute nach oben steigt, ist es in Ordnung; wenn nicht, machen Sie sich keine Sorgen; es sei denn, Ihr Baby erweckt den Eindruck, es fühle sich nicht wohl. Nicht alle Babys müssen nach einer Stillmahlzeit zum Aufstoßen gebracht werden.

Bieten Sie dem Baby die andere Brust an und lassen Sie es so lange trinken, wie es möchte – bis es die Brust losläßt oder langsam einnickt. Wenn es nur kurze Zeit an der zweiten Brust trinkt, dann achten Sie darauf, daß es die nächste Mahlzeit mit dieser Seite beginnt.

Falls Ihr Baby an der zweiten Brust einschläft, wecken Sie es nicht für das Aufstoßen auf. Dies ist nämlich eine gute Gelegenheit, um selbst einzuschlafen. Wenn Sie beide guten Halt haben und in Kissen eingekuschelt sind, dann brauchen Sie keine Angst zu haben, Sie könnten Ihr Kind fallen lassen. Genießen Sie einfach die Möglichkeit, sich zu entspannen.

Wenn das Baby beim Stillen einschläft, ohne lange genug getrunken zu haben (mindestens fünf bis zehn Minuten aktives Saugen mit Schluckbewegungen an jeder Brust), können Sie es von der Brust lösen. Lassen Sie es aufstoßen oder wechseln Sie die Windeln, um es so weit aufzuwecken, daß es noch etwas mehr trinkt.

Um das Saugvakuum zu lösen, drücken Sie die Brust ein, gleiten mit einem sauberen Finger in den Mundwinkel des Babys oder ziehen behutsam sein Kinn hinunter. Entziehen Sie dem Baby die Brust nicht mit einem »Plop«, ohne vorher das Saugvakuum zu unterbrechen. Es wird Ihnen weh tun!

Andere Stillhaltungen

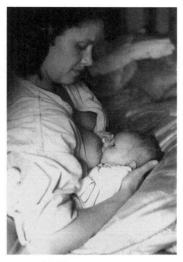

Der oben beschriebene Wiegengriff ist nicht die einzige Möglichkeit, um ein an der Brust trinkendes Kind zu halten. Manchmal gibt es Gründe, eine andere Haltung zu wählen – den Rückengriff oder den Frühchengriff.

Wenn Sie den Rückengriff verwenden, achten Sie wiederum als erstes darauf, daß Sie bequem sitzen und Ihr Rücken und Ihre Schultern gut von Kissen unterstützt sind. Das Baby ist Ihnen zugewandt und Ihre Hand unterstützt seinen Kopf und seinen Nacken. Der Körper Ihres Babys liegt seitlich unter Ihrem Arm und sein Gesäß liegt auf Kissen, die hoch genug sind, um es auf die Höhe der Brust zu bringen. Mit der anderen Hand unterstützen Sie Ihre Brust und bieten sie an. Warten Sie, bis der Mund des Babys weit geöffnet ist, und dann ziehen Sie seinen Kopf nahe heran. Bei der Rückengriffhaltung ist es leichter zu beobachten, wie das Baby die Brust erfaßt; Sie können die ganze Zeit seinen Hinterkopf sanft unterstützen, damit der Kopf des Babys in der richtigen Stellung bleibt. Sobald der Säugling die Brust erfaßt hat und gut saugt, können Sie sich gemütlich in die Kissen zurücklehnen. Wenn die Hand und der Arm, die das Baby unterstützen, allmählich müde werden, können Sie sie durch ein weiteres Kissen oder eine zusammengefaltete Decke unterstützen. Sie können auch Ihren Fuß auf einen Fußschemel oder ein niedriges Tischchen stellen und Ihren Arm auf Ihrem Oberschenkel abstützen.

Der Frühchengriff ist sinnvoll, wenn die Babys zusätzliche Hilfe beim Ansaugen brauchen. Er ist ähnlich wie der Wiegengriff, nur daß Ihre Arme die Rollen tauschen. Wenn Sie Ihr Kind an der linken Brust angelegt haben, halten der rechte Arm und die rechte Hand das Baby und die linke Hand unterstützt die Brust. Legen Sie Kissen hinter Ihren Rücken, damit Sie es bequem haben und ein Kissen auf Ihren Schoß, um das Baby auf die Höhe Ihrer Brust zu bringen. Das Baby liegt auf der Seite, Bauch an Bauch mit Ihnen und Ihre Hand unterstützt seinen Hinterkopf und seinen Nacken, während es die Brust erfaßt und saugt. Genau wie beim Rückengriff können Sie Ihr Baby dabei sanft unterstützen, damit es an der Brust bleibt und weitertrinkt. Legen Sie eine zusammengefaltete Decke oder ein kleines Kissen unter Ihre Hand oder Ihren Unterarm, wenn sie müde werden.

Für manche Babys ist es zu anregend, die Hand der Mutter am Hinterkopf oder ihre Finger in der Nähe ihrer Wangen zu spüren. Das Gefühl des direkten Hautkontaktes verwirrt sie und sie drehen ihren Kopf von einer Seite auf die andere, der Hand entgegen, auf der Suche nach der Brustwarze. Eine Stoffwindel, die Sie zwischen Ihre Hand und den Kopf des Babys legen, wird dieses Problem beheben.

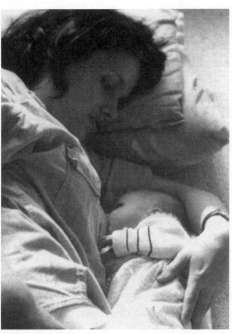

Stillen im Liegen

Das Stillen im Liegen hat manch einer müden Mutter eine dringend benötigte Ruhepause verschafft. Es ist auch eine wunderbare Möglichkeit, um aufgeregte Babys einzuschläfern oder um in der Nacht so zu stillen, daß Ihr Schlaf möglichst wenig gestört wird.

Sie werden am bequemsten liegen, wenn Sie sich auf die Seite legen, mit einem Kissen unten im Rücken, einem weiteren Kissen unter Ihrem Kopf und vielleicht noch einem Kissen unter dem oberen Knie. Sie liegen nicht ganz auf der Seite, sondern lehnen sich leicht in das Kissen hinter Ihnen zurück (das ist auch eine bequeme Schlafhaltung gegen Ende der Schwangerschaft, die sog. Entspannungslage).

Ihr Baby liegt auf der Seite; es ist Ihnen zugewandt, sein Mund ist in der Höhe Ihrer Brustwarze und Sie haben es sehr eng an sich gezogen. Ihr Unterarm und Ihre Ellbogenbeuge unterstützen seinen Rücken, seine Schultern und den Nacken – genau so wie beim Wiegengriff, nur diesmal im Liegen. Mit Ihrer anderen Hand unterstützen Sie Ihre Brust und bieten sie ihm an. Ermutigen Sie Ihr Baby, seinen Mund weit zu öffnen, um die Brust zu erfassen. Sie können auch Ihr Kind auf das Bett legen und mit Hilfe einer zusammengerollten Decke die seitliche Haltung des Babys stabilisieren (siehe auch das Foto auf Seite 57).

Um dem Baby die andere Brust zu geben, halten Sie es auf Ihrem Oberkörper fest, rollen auf die andere Seite und nehmen wieder eine bequeme Haltung ein. Sie können auch auf derselben Seite liegen bleiben und Ihren Körper zum Bett hin rollen, um Ihrem Baby die »obere« Brust anzubieten. Diese zweite Methode werden Sie wahrscheinlich besser anwenden können, wenn Ihr Kind ein bißchen älter ist und geschickter die Brust faßt.

Viele Babys begreifen gleich von Anfang an, wie das Stillen im Liegen funktioniert; andere müssen vielleicht erst etwas wachsen, bevor es gut klappt. Selbst wenn Sie sich zunächst ungeschickt vorkommen, versuchen Sie es weiter; es ist eine Kunst, die es sich zu lernen lohnt.

Mache ich auch wirklich alles richtig?

Alle diese Anweisungen über die Haltung des Babys an der Brust können den Eindruck erwecken, als sei das Stillen schwierig und kompliziert. Wie bei so vielen anderen Dingen dauert es viel länger zu erklären, wie man ein Baby stillt, als es zu tun. Die meisten Mütter finden schnell heraus, wie sie ihr Baby am besten anlegen.

Um etwas über das Stillen zu lernen, ist es wahrscheinlich effektiver, es sich einmal anzusehen statt darüber nachzulesen. Die Teilnahme an den Treffen der La Leche Liga gibt Ihnen die Gelegenheit, andere stillende Mütter und ihre Babys zu beobachten. Videos über das Stillen können auch eine Hilfe sein (siehe Anhang). Es ist jedoch am besten, sich an das Informationsmaterial zu halten, das durch Organisationen – wie z.B. die La Leche Liga – erhältlich ist, als an die kostenlosen Informationen der Babynahrungskonzerne.

Wenn Sie mit Ihrem neugeborenen Baby Startschwierigkeiten beim Stillen haben, geben Sie nicht auf, sondern handeln Sie! Die meisten Probleme beim Erfassen der Brust und beim Saugen werden in den ersten Tagen mit Geduld und Ausdauer kleiner. Je länger Sie warten, um so länger kann es dauern, dem Baby beizubringen, wie es richtig an der Brust saugt. Halten Sie sich an die oben beschriebenen Grundsätze und schauen Sie sich die weiteren Anregungen im nächsten Kapitel an. Rufen Sie eine Stillberaterin der LA LECHE LIGA an oder erkundigen Sie sich, falls Sie im Krankenhaus liegen, nach einer Laktationsberaterin oder Krankenschwester, die Erfahrung mit stillenden Müttern hat. Mit etwas Hilfe werden Sie beide, Sie und Ihr Baby, es bald schaffen.

Keine Flaschen, aber häufiges Anlegen

Die meisten Neugeborenen trinken acht- bis zwölfmal innerhalb von 24 Stunden an der Brust. Diese Mahlzeiten finden nicht in regelmäßigen Abständen statt. Wenn Ihr Baby mit Ihnen zusammen im Zimmer liegt, können Sie ihm jederzeit Ihre Brust anbieten, wenn es hungrig oder unruhig zu sein scheint. Sie werden bald lernen, seine verschiedenen Signale zu deuten – eine Faust im Mund, ein offener Mund, der eine Brustwarze sucht, Unruhe, ein bestimmtes Weinen.

Ein Neugeborenes trinkt noch aus vielerlei anderen Gründen als nur auf Grund des Hungergefühles. Sich nahe an die Brust der Mutter zu kuscheln und rhythmisch zu saugen hilft dem Baby, eine gewisse Sicherheit zurückzugewinnen, wenn die Bilder und Geräusche der großen Welt es zu überwältigen drohen. Bieten Sie Ihrem Baby ruhig die Brust an, wenn es sich nicht wohlzufühlen scheint, selbst wenn Sie es erst vor 10 oder 20 Minuten das letzte Mal angelegt haben. Stellen Sie sich vor, dies sei der »Nachtisch« Ihres Babys. Der Trost des Stillens und ein bißchen mehr Milch sind vielleicht genau das, was es braucht, um einzuschlafen. Viele Mütter entdecken, daß es viel einfacher ist, ein paar Minuten länger zu stillen, als mit einem unruhigen Baby stundenlang herumzuwandern.

Sowohl die Mutter als auch das Baby profitieren von einem häufigen Stillen in den ersten Tagen. Das Baby bekommt viel Kolostrum, die erste

Milch, die besonders reich an Antikörpern ist. Häufiges Stillen hilft dem Säugling, schneller das Mekonium auszuscheiden, den ersten Stuhl, was wiederum dazu beitragen kann, eine Gelbsucht zu vermeiden. Diese ersten Mahlzeiten sind auch eine gute Gelegenheit für das Baby, das Erfassen der Brust und das Saugen richtig zu beherrschen, bevor die Milchmenge zunimmt und das Stillen durch eine volle Brust vielleicht etwas schwieriger wird. Auch die Mütter gewinnen durch das häufige Anlegen am Anfang an Selbstsicherheit; sie werden erfahren, wie wichtig sie für ihre Neugeborenen sind. Häufiges Anlegen führt dazu, daß das Baby eine ausreichende Menge Kolostrum erhält und die Milchproduktion angeregt wird. Es hilft, Probleme wie Milchstau und schmerzende Brüste zu vermeiden. Das Stillen trägt auch dazu bei, daß die Gebärmutter schneller wieder ihre ursprüngliche Größe erreicht.

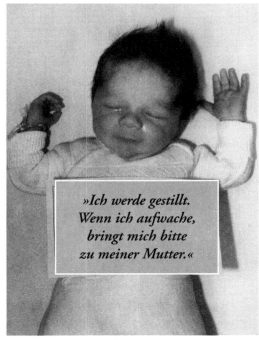

»Ich werde gestillt. Wenn ich aufwache, bringt mich bitte zu meiner Mutter.«

Wenn Ihr Baby im Säuglingszimmer liegt, bitten Sie darum, daß es Ihnen jedesmal gebracht wird, wenn es aufwacht oder weint. Stellen Sie ganz eindeutig klar, daß es Ihnen auch für die Stillzeiten in der Nacht gebracht werden soll.

Sagen Sie den Schwestern, daß Sie aufgeweckt werden möchten und nicht wollen, daß Ihr Baby eine Flasche bekommt, »damit sich die Mutter ausruhen kann«. Befestigen Sie ein Schild »Bitte keine Flasche und keinen Schnuller« an dem Bett des Babys, um allen, die Ihr Baby versorgen, Ihre Wünsche zu verdeutlichen.

Schwierigkeiten beim Füttern mit Flaschen und Fertignahrung

Gestillte Neugeborene brauchen keine zusätzlichen Flaschen mit Fertignahrung, Tee oder Glukoselösung. Tee oder Zuckerwasser werden weder »die Gelbsucht herausschwemmen« noch braucht man sie, um eine Unterzuckerung bei gesunden Babys zu vermeiden. Häufiges Anlegen wird Ihrem Baby helfen, diese beiden Probleme zu vermeiden. Zusätzliche Nahrung greift in das Gesetz von Angebot und Nachfrage ein, das darüber bestimmt, wieviel Milch die Mutter produziert. Ein Baby mit einem Bauch voller künstlicher Babynahrung oder Tee wird möglicherweise mehrere Stunden nicht wieder an der Brust trinken wollen. Der Körper der Mutter reagiert auf die verringerte Nachfrage nach Muttermilch, indem er weniger Milch produziert. Wenn das Baby dann sogar noch mehr zusätzliche Babynahrung oder Flüssigkeit bekommt, geht die Produktion von Muttermilch noch weiter zurück und die Mutter und das Baby sind bereits mitten im frühen Abstillen.

Auch die künstlichen Sauger, die auf die Flaschen geschraubt werden, können viele Probleme beim Stillen in den ersten Tagen bereiten. Es spielt keine Rolle, ob der Sauger auf einer Flasche mit Babynahrung, Tee oder ausgedrückter Muttermilch sitzt oder ob es sich um einen Schnuller handelt – das Saugen an einem künstlichen Sauger ist anders als das Trinken an der Brust. Es verwirrt viele Babys, wenn man von ihnen verlangt, gleichzeitig beides zu lernen und sie versuchen, an der Brust wie an einem Gummisauger zu saugen. Weil dies jedoch nicht geht, sind Mutter und Baby sehr enttäuscht. An der Brust zu trinken ist nicht schwieriger als das Trinken aus einer Flasche. Untersuchungen haben gezeigt, daß das Trinken aus einer Flasche sogar seelisch belastender sein kann als das Saugen an der Brust.

Vielleicht planen Sie die Rückkehr in Ihren Beruf oder möchten, daß Ihr Baby in Ihrer Abwesenheit eine Flasche bekommt. Es ist besser, damit zu warten, einen künstlichen Sauger einzuführen, bis Ihr Kind vier bis sechs Wochen alt ist. Zu diesem Zeitpunkt beherrscht es das Trinken an der Brust und Ihre Milchproduktion hat sich gut eingespielt. Möglicherweise kann es schwierig sein, ein älteres gestilltes Baby dazu zu bringen, eine Flasche zu akzeptieren. Es genügt, das Problem anzugehen, wenn es sich Ihnen später stellen sollte. Bei einigen sehr jungen Babys reicht allein ein Versuch mit einer Flasche oder einem Schnuller aus, um Stillprobleme zu verursachen, die zu einem frühen Abstillen führen können.

Falls Ihr Baby aus irgendwelchen Gründen in den ersten Tagen einige Flaschen bekommen hat, ist noch nicht alles verloren. Viele Babys wechseln problemlos von der Brust zur Flasche über. Da Sie vorher nicht wissen können, ob ein Beruhigungssauger oder eine Flasche bei Ihrem Baby eine Saugverwirrung auslösen kann, ist es besser, das Risiko nicht einzugehen, und dem Kind von Anfang an nur die Brust zu geben. Das nächste Kapitel enthält Vorschläge, was bei einer sogenannten »Saugverwirrung« zu tun ist.

Zusätzliche Fertignahrung birgt auch das Risiko von Allergien. Babynahrung auf Soja- und Kuhmilchbasis kann allergische Reaktionen hervorrufen, besonders, wenn sie einem Baby gegeben wird, das nur ein oder zwei Tage alt ist. Das zarte Verdauungssystem Ihres Babys kann durch artfremde Nahrungsmittel belastet werden, auch wenn diese an die Bedürfnisse des Menschen angepaßt worden sind. Nur Muttermilch schützt das unreife Immunsystem des Babys und bereitet es allmählich auf die Einführung anderer Nahrungsmittel vor.

Braucht das Baby einen Beruhigungssauger?

Es wird manchmal behauptet, daß ein Beruhigungssauger für ein Baby unvermeidlich ist. Ja – Babys müssen saugen. Ohne Saugbedürfnis würden sie nicht die Nahrung bekommen, die sie brauchen. Das Saugen beruhigt und es gibt dem Baby Schutz und Geborgenheit.

Der Beruhigungssauger ist aber nicht geeignet, um ein Neugeborenes zu beruhigen oder es zu trösten. Insbesondere in der Zeit, bis sich das Stillen eingespielt hat, zumindest aber während der ersten 4 bis 6 Lebenswochen, sollte auf einen künstlichen Sauger verzichtet werden. Auch ein Beruhigungssauger kann eine Saugverwirrung hervorrufen und damit das Stillen stören. Stattdessen sollte einem Neugeborenen die Brust zum Saugen angeboten werden. Es gibt Babys, die während der ersten Lebenstage für längere Zeitabschnitte fast ununterbrochen saugen wollen. Das ist gut für sie! Durch die Geborgenheit, die sie von Anfang an der Brust kennen lernen, schreien sie weniger und sie werden mit Kolostrum und einer reichlichen Milchmenge innerhalb weniger Tage belohnt.

Es gibt jedoch auch Zeiten, in denen ein Beruhigungssauger als Ersatz für die Brust der Mutter dienen kann. Überlegt eingesetzt kann er kurzfristig eine Hilfe sein. Der häufige Gebrauch des Beruhigungssaugers kann »kleine Abhängige« erzeugen, die dann selten ohne »Stöpsel« im Mund gesehen werden.

Wenn in den ersten Tagen die Brüste »übervoll« sind

Übermäßig volle, gestaute Brüste können in den ersten Tagen des Stillens ein Problem sein, während sich Ihr Milchangebot der Nachfrage des Babys anpaßt. Die beste Methode, um eine Schwellung zu lindern und dafür zu sorgen, daß sich Ihr Körper Ihrem Baby anpaßt, ist, Ihr Baby oft anzulegen. Legen Sie feuchtwarme Waschlappen ein paar Minuten vor dem Stillen auf die Brust, damit die Milch besser fließt. Versuchen Sie es auch mit einer leichten Massage der Brust. Kalte Kompressen (zerstoßenes Eis in einem Plastikbeutel oder sogar ein Säckchen mit gefrorenen Erbsen) werden die Schwellung und die Schmerzen zwischen den Stillmahlzeiten verringern. Legen Sie den Eisbeutel nicht direkt auf die Brust, sondern schützen Sie die Haut mit einem Tuch oder Handtuch. Wenn das Baby nicht trinken will, können Sie auch eine Pumpe verwenden oder Sie versuchen, die Brust einige Minuten mit der Hand auszudrücken. Da die Brüste so weicher werden, ist es für das Baby nun leichter, die Brust bei Beginn der Mahlzeit zu erfassen. Mit diesen Maßnahmen wird die Brust nicht dazu angeregt, mehr Milch zu erzeugen; gleichzeitig ist es wichtig, etwas von dem Druck wegzunehmen und die Gefahr von verstopften Milchgängen auszuschließen.

Wird das Baby satt?

Wenn Sie stillen, ist es überraschend einfach festzustellen, ob Ihr Baby genug Milch bekommt. Natürlich können Sie nicht auf das Gramm genau abwiegen, wieviel Milch in den Mund des Babys fließt, aber Sie sehen selbst, wieviel Flüssigkeit in den Windeln ist.

Sobald Ihre Milch eingeschossen ist, sollte Ihr Baby fünf bis sechs nasse Wegwerfwindeln pro Tag haben (bzw. sechs bis acht nasse Stoffwindeln). Nachdem das schwarze, teerartige Mekonium ausgeschieden worden ist, haben gestillte Neugeborene innerhalb von 24 Stunden zwei- bis fünfmal Stuhlgang; dieser Stuhl ist weich und ungeformt, vielleicht sogar sämig. Er weist wahrscheinlich eine gelbe bis gelb-grünlich oder bräunliche Farbe auf und verbreitet nur wenig Geruch, solange das Baby ausschließlich Muttermilch bekommt. Einige Babys haben etwas Stuhlgang fast nach jeder Mahlzeit. In den ersten Wochen ist häufiger Stuhlgang ein Zeichen dafür, daß das Baby viel von der Hintermilch bekommt, die durch den Milchspendereflex zu fließen beginnt und gegen Ende der Stillmahlzeit die höchste Konzentration hat. Diese Milch hat einen höheren Fettgehalt und ist kalorienreich, was für das Wachstum des Babys von Bedeutung ist. Es ist wichtig, das Baby so lange an der Brust trinken zu lassen, wie es will, damit es diese Hintermilch bekommt.

Wenn Ihr Baby viele nasse Windeln und häufig Stuhlgang hat, brauchen Sie sich keine Sorgen darüber zu machen, ob es genug Milch bekommt. »Was herauskommt, muß auch hineingekommen sein!« Nach sechs Wochen haben gestillte Babys oft nur noch alle paar Tage Stuhlgang, ohne daß dies auf eine Verstopfung hinweist.

Wenn allerdings Ihr Baby ein oder zwei Tage nach dem Milcheinschuß nicht genug nasse Windeln und Stuhlgang hat, sollten Sie etwas unternehmen. Lesen Sie über die Probleme bei der Gewichtszunahme im nächsten Kapitel nach und rufen Sie eine Beraterin der LA LECHE LIGA an, damit sie Ihnen dabei hilft, daß Ihr Baby besser an der Brust trinkt. Die meisten Stillprobleme verschwinden schnell, wenn man ihnen ein paar Tage ruhige und beständige Beachtung schenkt.

Stillen nach einem Kaiserschnitt

Stillen ist auch Müttern möglich, die ihr Baby mit einem Kaiserschnitt zur Welt gebracht haben. Es gelten ganz genau die gleichen Grundsätze. Sobald der Mutterkuchen während der Operation von der Gebärmutter abgetrennt worden ist, setzt der hormonelle Prozeß ein, der die Milchproduktion anregt, so daß die Milchmenge innerhalb weniger Tage deutlich zunimmt. In der Zwischenzeit wird häufiges Anlegen und viel Körperkontakt mit Ihrem Baby dazu beitragen, daß das Stillen gut in Gang kommt.

Je nach den Gründen für die Operation, die Art des verwendeten Narkosemittels und die Unterstützung, die Sie bekommen, können Sie vielleicht in der Lage sein, Ihr Baby schon im Operationssaal oder im Aufwachraum zu halten und zu stillen. Ihr Partner oder eine Schwester können Ihnen helfen, das Baby an der Brust anzulegen oder es einfach zu halten, zu streicheln oder mit ihm zu sprechen. Wenn bei Ihnen eine örtliche Betäubung statt einer Vollnarkose durchgeführt wurde, ist dies eine gute Gelegenheit, Ihr Baby kennenzulernen, bevor die Wirkung der Medikamente nachläßt und Sie sich allmählich unwohl fühlen. Nach einer Vollnarkose kann es vorkommen, daß Sie sich benommen und labil fühlen. Aber sobald Sie wach und munter sind, bitten Sie darum, daß man Ihnen Ihr Baby zum Stillen bringt.

Einige Krankenhäuser treffen routinemäßig Vorkehrungen für frühe Kontakte zwischen den Müttern und ihren Babys nach einem Kaiserschnitt; in vielen anderen werden Sie darum bitten müssen, Ihr Baby sehen zu dürfen und es nahe bei sich zu behalten. Wenn Sie frühzeitig wissen, daß Ihr Baby durch einen Kaiserschnitt entbunden wird, können Sie diese wichtigen Stunden im Voraus planen, indem Sie Ihre Bedürfnisse mit Ihrem Arzt und dem Krankenhauspersonal besprechen. Wenn der Kaiserschnitt nicht geplant war, können Sie oder Ihr Partner immer noch darum bitten, daß Sie mit Ihrem Baby so viel wie möglich zusammen sein können, so lange es Ihnen beiden gut geht.

Stillhaltungen nach dem Kaiserschnitt

Eine bequeme Haltung beim Stillen einzunehmen wird Sie am ersten oder zweiten Tag nach der Operation einige Mühe kosten. Die Haltungen, bei denen Sie auf der Seite liegen, sind oft am besten. Am Anfang sollte Ihr Bett flach gestellt sein. Rollen Sie sich vorsichtig auf die Seite. Stützen Sie außerdem Ihren Kopf, Ihren Rücken und Ihr Knie mit Kissen. Legen Sie ein kleines Kissen oder ein zusammengelegtes Handtuch über Ihren Unterbauch, um Ihren Schnitt vor plötzlichen Bewegungen Ihres Babys zu schützen. Ihr Partner oder eine Schwester können Ihnen helfen, das Baby anzulegen und gegebenenfalls die Seite zu wechseln. Nach ein oder zwei Tagen werden Sie in der Lage sein, das Baby allein an der Brust zu halten. Um die Seite zu wechseln, müssen Sie dann die Beine flach auf dem Bett

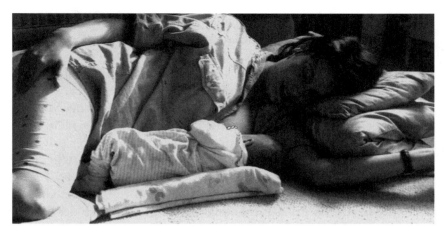

liegen lassen und dabei Ihre Hüfte langsam und vorsichtig zu drehen beginnen, bis Sie ganz auf die andere Seite gerollt sind.

Wenn Sie lieber sitzend stillen, vergessen Sie nicht, Kissen in Ihren Schoß zu legen, um den Schnitt zu schützen und um Ihr Baby auf Brusthöhe zu bringen. Mit dem Rückengriff können Sie Ihr Baby ganz von Ihrem Schoß fernhalten, wenn dies notwendig erscheint.

Sie sollten Ihr Baby häufig und immer dann anlegen, wenn es Ihnen diesen Wunsch zu erkennen gibt und ihm keine zusätzliche Nahrung oder einen Schnuller geben. Bitten Sie darum, daß es Ihnen immer gebracht wird, wenn es aufwacht, hungrig oder unruhig zu sein scheint, sogar in der Nacht. Rooming-in ist auch nach einem Kaiserschnitt möglich. Besonders, wenn Ihr Partner oder eine andere Person bei Ihnen sein kann, um Ihnen beim Wickeln und bei den Mahlzeiten zu helfen. Wenn Sie nicht ständig Unterstützung haben können, dann wird Ihnen das Krankenhauspersonal in dieser Zeit helfen, Ihr Baby nach Bedarf anzulegen.

Stillen und Medikamente

Bei den meisten Medikamenten, die routinemäßig nach einem Kaiserschnitt gegeben werden, können die Mütter ihre Babys stillen. Gelegentlich sind durch Kaiserschnitt entbundene Babys recht schläfrig auf Grund der Narkosemittel. Die anderen Medikamente, die während der Wehen gegeben wurden, oder die Schmerzmittel, die die Mutter nach der Geburt erhalten hat, haben manchmal denselben Effekt. Dies kann Auswirkungen auf das Stillverhalten haben. Für Sie ist es besser, nur die geringstmögliche Menge der Medikamente einzunehmen, die Sie brauchen, um sich wohlzufühlen, statt der Standarddosis. Bei einigen Medikamenten ist es wahrscheinlicher als bei anderen, daß sie das Baby schläfrig machen oder sein Saugverhalten beeinträchtigen. Sprechen Sie mit Ihrem Arzt oder einer Schwester, wenn Sie Bedenken wegen der Medikamente haben oder darüber, wie sich Ihr Baby an der Brust verhält.

Frauen, bei denen ein Kaiserschnitt gemacht wurde, neigen gelegentlich in den Tagen nach der Geburt zu leichtem Fieber. Dies sollte nicht zu einer routinemäßigen Trennung von Mutter und Baby führen. Einige Arten von Fieber sind die Folge der Schwellung des Brustgewebes, die mit dem raschen Anstieg der Milchproduktion einige Tage nach der Geburt einhergeht. Wenn Sie der Arzt wegen der Ansteckungsgefahr von anderen Patienten isolieren möchte, bitten Sie darum, daß Sie mit Ihrem Baby zusammen isoliert werden. Wenn Sie sich die Hände waschen, bevor Sie Ihr Baby nehmen, verhindern Sie das Übertragen von Infektionen.

Wahrscheinlich brauchen Sie einige Zeit, um sich damit abzufinden, daß der Kaiserschnitt nicht die Entbindung war, die Sie sich in der Schwangerschaft vorgestellt haben.

Es mag für Sie und andere nicht leicht sein, sich Gefühle von Verlust und Trauer einzugestehen, während Sie sich doch gleichzeitig über Ihr Baby freuen. Finden Sie jemanden, mit dem Sie über Ihre Gefühle sprechen können – eine Freundin, Ihren Partner, vielleicht eine Schwester, die sich aufs Zuhören versteht. Die Beraterin Ihrer örtlichen LA LECHE LIGA-Gruppe kann Ihnen vielleicht die Unterstützung durch andere Mütter vermitteln.

Nehmen Sie sich viel Zeit, Ihr Baby zu berühren, zu halten und zu bewundern. Diese Art der positiven Wechselwirkung zwischen Ihnen und Ihrem Baby wird dazu beitragen, viele der negativen Gefühle zu überwinden, die aus einer ungeplanten Kaiserschnittentbindung entstehen können. Gehen Sie nicht zu streng mit sich selbst um. Jede von uns versucht mit aller Kraft, ihr Bestes zu geben, aber wir können nicht alles kontrollieren, was in unserem Leben passiert. Selbst wenn Sie von Ihrem Baby in den ersten Stunden oder Tagen nach der Geburt getrennt werden, werden Sie beim Stillen dann viel Zeit miteinander verbringen und sich einfach in den kommenden Monaten aneinander erfreuen.

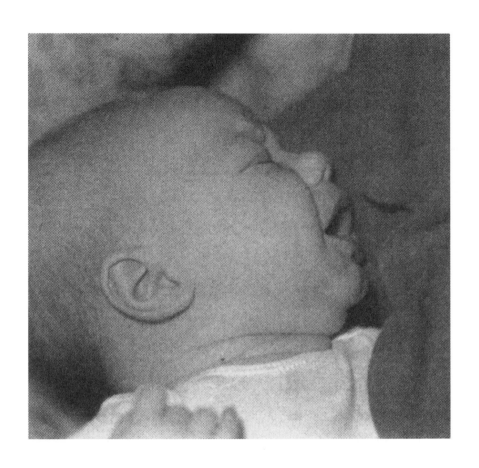

4. KAPITEL

Probleme lösen

Die Schwierigkeiten überwinden

Schwierigkeiten beim Stillen sind nicht ungewöhnlich und können viele Gründe haben.

Eine Mutter sollte sich nicht für alle auftretende Probleme die Schuld geben. Oft sind sie die Folge von mangelnder Information oder schlechten Ratschlägen. In anderen Fällen ist das Verhalten des Babys ein Teil des Problems. Selbst eine stillerfahrene Mutter kann eine Weile brauchen, bis sie gelernt hat, wie sie ihr Baby am besten versorgt, es versteht und stillt.

Die meisten Stillprobleme verschwinden innerhalb weniger Tage. Die besten Lösungen sind die, bei denen Mutter und Baby gleichzeitig geholfen wird. Zeitweiliges Abstillen oder zusätzliche Flaschen lösen selten das Stillproblem. Vielmehr werden dadurch das Milchangebot der Mutter und die Fähigkeit des Babys, an der Brust zu saugen, gestört und die wachsende wechselseitige Beziehung zwischen der Mutter und dem Säugling kann sich nicht entwickeln.

Nur kurzfristig auftretende Stillprobleme sollten Sie nicht daran hindern, die Monate zu genießen, in denen Sie Ihr Kind an der Brust ernähren. Andererseits sollten Sie aber auch nicht alle Schwierigkeiten geduldig aushalten, in der Hoffnung, es werde schon besser. Rufen Sie eine Beraterin der LA LECHE LIGA an, damit sie Sie unterstützt und Ihnen Vorschläge macht, wie Sie Probleme überwinden können. Eine Laktationsberaterin oder eine medizinische Fachkraft mit Erfahrung bei der Betreuung von stillenden Müttern sind auch in der Lage, Ihnen zu helfen. Sie werden nicht nur das Problem lösen, sondern dabei auch Ihr Baby besser kennenlernen und sich allmählich als Mutter sicherer fühlen.

Warum die Brustwarzen wund werden

Es ist beruhigend zu wissen, daß das Stillen eigentlich nicht weh tun sollte.

Trotzdem haben viele Mütter in den ersten Tagen wunde Brustwarzen, wenn ihre Babys und sie selber die Feinheiten erlernen, wie die Brust erfaßt und daran gesaugt wird. Wenn ihre Brustwarzen wund sind, möchten Sie Wege finden, um den Schmerz zu lindern, damit Sie das nächste Stillen nicht voller Angst erwarten müssen.

Die häufigste Ursache für wunde Brustwarzen liegt darin, daß das Baby beim Stillen nicht genug von der Brust in den Mund nimmt. Babys sollten an den Brüsten, nicht nur an den Brustwarzen saugen: »einen Mund voll Brust nehmen«. Anderenfalls ragt die Brustwarze mit ihrer zarten Haut und den empfindlichen Nervenenden in den vorderen Teil des kindlichen Mundes, wo die Zahnleisten und die Zunge bei jeder Saugbewegung an derselben wunden Stelle reiben.

Wenn das Baby mehr von der Brust in den Mund nimmt, liegt die Brustwarze tiefer hinten, wo sie nicht verletzt werden kann. Auch dem Baby wird dadurch das Saugen erleichtert, da seine Zahnleisten und seine Zunge die »Milchseen« zusammendrücken, die direkt unter dem Brustwarzenhof liegen. Milchseen nennt man die Milchreservoire, in denen sich die Milch sammelt. Sie können sie ausfindig machen, indem Sie versuchen, die Milch mit der Hand auszudrücken. Umschließen Sie Ihre ganze Brust mit Ihrer Hand und legen Sie dabei Ihre Finger hinter die Brustwarze. Drücken Sie mit der Hand gegen Ihren Brustkorb, während Ihre Finger gleichzeitig die Brust zusammendrücken. Wenn Sie sehen, wie die Milch aus Ihrer Brustwarze spritzt, wissen Sie, daß Sie die Milchreservoire gefunden haben. Sie werden feststellen, daß sie etwa 2,5 cm hinter der Stelle liegen, an der Ihre Brustwarze schmerzt. Dort sollten die Zahnleisten des Babys während der Stillmahlzeiten liegen.

Flach- oder Hohlwarzen können es einigen Babys schwerer machen, die Brust zu fassen und genügend Brustgewebe zu umschließen, um wirkungsvoll an der Brust zu trinken. Bevor Sie Ihrem Baby die Brust anbieten, versuchen Sie zunächst, die Brustwarze zwischen Ihren Fingern zu rollen, damit sie fest wird. Auch das Tragen von Brustwarzenformern 20 bis 30 Minuten vor der Mahlzeit zieht die Brustwarze hervor. Wenn Ihre Brustwarze flach zu sein scheint, weil viel Milch in Ihren Brüsten ist, drücken Sie sanft etwas Milch mit der Hand aus, bevor Sie mit dem Stillen beginnen – gerade genug, um die Brustwarze und den Brustwarzenhof weicher zu machen. Flach- oder Hohlwarzen können auch herausgezogen werden, indem Sie ein paar Minuten eine Milchpumpe verwenden, bevor Sie versuchen, das Baby anzulegen.

Lösung von Saugproblemen

Es ist keine Lösung bei Ansaugproblemen, mit zusammengebissenen Zähnen die Schmerzen während des Stillens zu erdulden. Das Baby gewöhnt sich daran, falsch zu saugen, und die wunden Stellen auf den Brustwarzen entwickeln sich schnell zu schmerzenden Schrunden und Blasen.

Während Sie daran arbeiten, die Ansaugtechnik Ihres Babys zu verbessern, versuchen Sie ruhig und geduldig zu bleiben. Wenn es Ihr Baby beim ersten Versuch nicht richtig macht, nehmen Sie es sanft von der Brust und üben Sie weiter mit ihm, bis es die Brust korrekt erfaßt. Wenn Sie beide immer enttäuschter werden, hören Sie eine Weile auf, warten Sie, bis Sie beide sich beruhigt haben und versuchen Sie es nach 15 oder 20 Minuten noch einmal. Die meisten Babys begreifen innerhalb von ein paar Tagen, wie es geht.

Es ist nötig, sich noch einmal die Grundregeln vor Augen zu führen, wenn Sie Ihrem Baby zeigen, wie es die Brust besser fassen kann. Lesen Sie noch einmal den Abschnitt über die Stillhaltung des Babys an der Brust und die Ansaugtechnik im 3. Kapitel. Wenn Sie mit Ihrem Baby üben, beachten Sie sorgfältig folgende Punkte.

Manchmal rutscht ein Baby, das zuerst die Brust gut erfaßt hat, mit der Brustwarze im Mund während der Mahlzeit nach unten, weil der Arm der Mutter ermüdet. Sorgen Sie dafür, daß Sie beide mit Kissen auf Ihrem Schoße und unter Ihrem Ellbogen gut abgestützt sind.

Sie sollten sich nicht zurücklehnen oder über das Baby beugen, sondern sich einfach aufrechter hinsetzen. Denken Sie daran, daß Sie das Baby zur Brust bringen und nicht die Brustwarze in den Mund des Babys stecken, wie man es mit einer Flasche tun würde.

Warten Sie, bis das Baby den Mund wie beim Gähnen weit öffnet, bevor Sie es eng heranziehen, so daß es die Brust fassen kann. Versuchen Sie, den Augenblick abzupassen, wenn sein Mund am weitesten geöffnet ist, so daß es genau dann die Brust ergreift. Achten Sie darauf, daß es viel von dem Brustwarzenhof unter- und oberhalb der Brustwarze in den Mund nimmt. Bei einigen Babys braucht man viel Geduld, bis sie bereit sind, den Mund weit zu öffnen. Wenn Sie mit dem gekrümmten Zeigefinger der Hand, die die Brust unterstützt, auf das Kinn des Babys drükken, können Sie es dazu anregen, seinen Mund zu öffnen und ihn offen zu lassen, während es die Brust erfaßt und saugt.

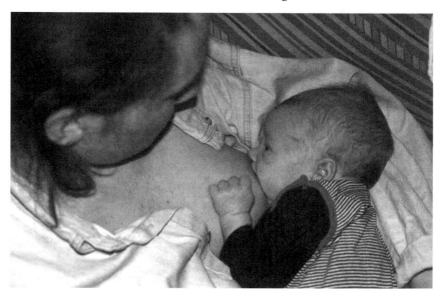

Die Nase und das Kinn des Babys sollten die Brust beim Stillen berühren. Wenn dies nicht der Fall ist, hat es nicht genug von der Brust in seinen Mund genommen. Nehmen Sie es von der Brust und versuchen Sie es noch einmal.

Die Lippen des Babys sollten sich nach außen wölben. Manche Babys ziehen beim Trinken ihre Unterlippe ein, wodurch es zu wunden Brustwarzen kommen kann. Wenn dies der Fall ist, können Sie die Lippe sanft herausziehen, während das Baby saugt, ohne daß Sie die Mahlzeit zu unterbrechen brauchen. Überprüfen Sie auch, ob die Zunge dort liegt, wo sie hingehört, nämlich unter der Brustwarze. Sie ziehen sanft beim Stillen die Unterlippe herunter und dann sollte man sehen können, ob die Zunge auf den unteren Zahnleisten des Babys liegt. Wenn sie nicht sichtbar ist und Ihre Brustwarze schmerzt, versuchen Sie, Ihr Baby noch einmal zum Ansaugen zu bringen. Achten Sie jetzt darauf, daß die Zunge unten ist und das Baby den Mund sehr weit geöffnet hat, wenn es die Brust erfaßt.

Ihr Baby sollte während der ganzen Mahlzeit eng an Ihren Körper gezogen sein, sein Bauch dicht an Ihrem, sowohl beim Stillen im Wiegengriff als auch im Liegen. Dies hilft dem Baby, das Saugvakuum beizubehalten und richtig zu saugen. Achten Sie darauf, seinen Kopf genau in Höhe der Brustwarze zu unterstützen. Manchmal bietet der Rücken- oder Übergangsgriff den Babys, die mehr Hilfe brauchen, einen besseren Halt, weil dadurch die Haltung ihres Kopfes besser kontrolliert wird.

Wenn das Baby von der Größe oder Form der Brust überwältigt zu sein scheint, kann das Ansaugen durch die sogenannte ›Brustwarzensandwich‹-Technik erleichtert werden. Dies ist eine etwas andere Art, die Brust beim Ansaugen zu unterstützen. Statt die Brust rund gewölbt in der Form eines C mit Ihrer Hand zu umschließen, drücken Sie das Brustgewebe etwas zwischen Ihrem Daumen oben und den Fingern unten zusammen. Der Daumen und die Finger sind die Sandwichhälften und die Brustwarze zusammen mit dem Brustgewebe dazwischen sind die Füllung. Für Babys erscheint es oft einfacher, die Brust zu fassen, wenn ihre Form auf diese Weise zusammengedrückt wird.

Die Schmerzen bei wunden Brustwarzen lindern

Die Muttermilch selbst ist ein ausgezeichnetes Mittel, um Schmerzen bei wunden oder gesprungenen Brustwarzen zu lindern oder zu heilen. Drükken Sie nach einer Mahlzeit etwas Milch aus, verteilen Sie sie auf der Brustwarze und dem Brustwarzenhof und lassen Sie sie an der Luft trocknen. Die antibakteriellen Eigenschaften der Milch werden dazu beitragen, daß die Brustwarzen heilen.

Der Heilungsprozeß wird beschleunigt, wenn Sie die Brustwarzen zwischen den Mahlzeiten trocken halten. Lassen Sie die Körbchen Ihres Stillbüstenhalters nach den Mahlzeiten offen, damit Luft an die Brustwarzen gelangen kann. Versuchen Sie einmal, unter einem weichen Baumwoll-T-Shirt ohne Büstenhalter herumzulaufen. Wenn Sie es nicht ertragen können, daß der Stoff Ihre Brustwarzen berührt, können Sie mit Hilfe von Brustwarzenschutz mit großen Luftlöchern, die Sie im Büstenhalter tragen, den Stoff von der empfindlichen Haut fernhalten. (Gleichzeitig stellen Sie damit sicher, daß Luft an die Brustwarzen gelangt.) Oder Sie durchstöbern Ihre Küchenschubladen und suchen nach Teesieben aus Plastik, die den gleichen Zweck erfüllen. Vermeiden Sie Büstenhalter und Stilleinlagen, die aus Synthetik bestehen oder Plastikfolien enthalten.

Viele der Cremes und Salben zur Behandlung von wunden Brustwarzen müssen vor den Stillmahlzeiten entfernt werden, da sie nicht gut für das Baby sind. Dies kann die Haut verletzen und reizen, anstatt eine Hilfe zu sein. Gereinigtes, hypoallergenes Lanolin kann problemlos während der Stillzeiten auf den Brustwarzen bleiben. Es enthält keine Wirkstoffe, die dem Baby schaden könnten. Es hilft der Haut, ihre natürliche Feuchtigkeit zu behalten, wodurch der Heilungsproceß unterstützt wird. Es verhindert auch Schrunden und Schorf, der sich aus den Hautbläschen entwickelt, und erhält die Haut weich und elastisch. Wenn Sie Lanolin verwenden wollen, tupfen Sie Ihre Brustwarzen nach den Mahlzeiten trocken und tragen eine kleine Menge davon auf die Brustwarzen und den Brustwarzenhof auf. Lanolin können Sie unter dem Namen »Lansinoh« in Apotheken und bei der LA LECHE LIGA Deutschland beziehen.

Stillen mit wunden Brustwarzen

Eine verbesserte Stillhaltung und Ansaugmethode wird die wunden Brustwarzen gewöhnlich beheben. Die Mahlzeiten können für Sie jedoch noch sehr unangenehm sein, während die Pusteln und Schrunden auf den Brustwarzen abheilen. Oft ist gleich der Beginn einer Mahlzeit vor dem Auslösen des Milchspendereflexes der schmerzhafteste Teil des Stillens. Das Baby saugt bereits kräftig, aber die Milch fließt noch nicht. Das Anlegen wird Ihnen leichter fallen, wenn Sie mit der Seite beginnen, die nicht so wund ist, und dann zu der empfindlicheren Seite überwechseln, wenn Sie feststellen, daß das Baby häufiger schluckt (ein Zeichen, daß der Milchspendereflex stattgefunden hat). Wenn beide Brustwarzen sehr wund sind, versuchen Sie etwas Milch auszustreichen oder die Brust vorsichtig mit einer Milchpumpe anzuregen, um den Milchspendereflex auszulösen, bevor Sie Ihr Baby anlegen. Tiefe Atemzüge und andere Entspannungstechniken aus dem Geburtsvorbereitungskurs können Ihre Beschwerden während der Mahlzeiten lindern.

Achten Sie darauf, das Saugvakuum zu unterbrechen, bevor Sie das Baby von der Brust nehmen. Selbst wenn Sie dem Baby die Brust nur ein- oder zweimal mit einem »Plop« entziehen, kann dies dazu führen, daß die Brustwarzen noch lange Zeit wund bleiben.

Saughütchen, d. h. künstliche Brustwarzen, die Sie während der Stillmahlzeiten über Ihre Brustwarzen legen, sind nicht sehr hilfreich bei wunden Brustwarzen oder Ansaugproblemen. Sie verschlimmern in der Regel sogar noch die Probleme. Sie stören die Babys dabei zu lernen, die Brust zu fassen und richtig daran zu saugen und verringern die Stimulation der mütterlichen Brust. Das kann wiederum das Milchangebot und den Milchspendereflex beeinträchtigen. Die Benutzung eines Saughütchens kann genau wie andere künstliche Sauger eine Saugverwirrung zur Folge haben.

Wunde Brustwarzen sollten nicht Tage und Wochen lang andauern. Denken Sie daran: das Stillen sollte nicht weh tun. Wenn Ihre Brustwarzen nicht heilen und die Mahlzeiten sehr unangenehm sind, suchen Sie jemanden, der Ihnen hilft herauszufinden, was nicht stimmt.

Schläfrige Babys, trinkschwache Säuglinge und andere kleine Leute, die langsam in Gang kommen

Manche Babys brauchen länger als andere, um zu lernen, wie man wirkungsvoll an der Brust trinkt. Sie nehmen in den ersten Tagen ab und erreichen nur langsam wieder ihr Gewicht. Sie haben weder sechs bis acht nasse Stoffwindeln (bzw. fünf bis sechs Wegwerfwindeln), noch zwei bis fünf Mal innerhalb von 24 Stunden Stuhlgang und scheinen deshalb nicht genug Milch zu bekommen. Da sie nicht genug trinken, wird das Bilirubin in ihrem Darm nicht rasch genug abgebaut und sie bekommen eher eine Gelbsucht. Ihre Mütter sind voller Sorge und enttäuscht und wissen nicht, was sie tun sollen. Sie möchten keine Flasche geben, aber das Stillen scheint nicht in Gang zu kommen.

Man braucht deswegen nicht mit dem Stillen aufzuhören. Schwierigkeiten dieser Art lassen sich beheben, oftmals allein dadurch, daß man sie ein paar Tage gewissenhaft beachtet. Es kann hart sein, den Willen und die Energie aufzubringen, die Sie brauchen, um während der Höhen und

Tiefen des Anpassungsprozesses nach der Entbindung am Stillen zu arbeiten. Aber in ein paar Wochen, wenn Sie ein glückliches, gestilltes Baby haben, werden Sie froh und stolz sein, daß Sie die Anstrengung auf sich genommen haben.

Das schläfrige Baby

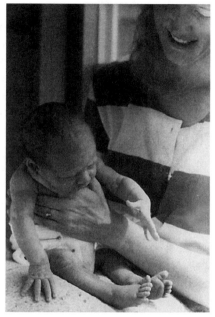

Neugeborene sind oft in den ersten Tagen nach der Geburt schläfrig und einige Babys scheinen lieber zu schlafen als an der Brust zu trinken. Sie wachen selten für die Mahlzeiten auf oder sie schlafen sofort wieder ein, nachdem sie nur ein paar Minuten oder ein paar Schlucke an der Brust getrunken haben. Sie haben nur wenige nasse Windeln, selten Stuhlgang und nehmen vielleicht nur langsam an Gewicht zu, selbst nachdem die Milch bei der Mutter eingeschossen ist. Diese Müdigkeit kann die Folge von anstrengenden Wehen, einer schwierigen Geburt oder von Medikamenten während der Wehen sein.

Ziehen Sie Ihr Baby bis auf die Windel aus, damit es bei den Mahlzeiten wach bleibt.

Auch gelbsüchtige und frühgeborene Babys sind oft sehr müde.

Seien Sie nicht untätig und warten darauf, bis Ihr »Dornröschen« zu den Mahlzeiten aufwacht. Denken Sie daran, daß die meisten Neugeborenen mindestens acht- bis zwölfmal in 24 Stunden an der Brust trinken. Wenn Ihr Baby mehr als zwei oder drei Stunden während des Tages geschlafen hat, wecken Sie es auf. Dies geht am ehesten, wenn es sich in einer leichten Schlafphase befindet – es ist unruhig, seine Augen wandern unter seinen Lidern hin und her, es macht Saugbewegungen. Sprechen Sie mit ihm und versuchen Sie, Blickkontakt mit ihm herzustellen. Halten Sie Ihr Baby aufrecht oder in einer sitzenden Stellung auf Ihrem Schoß. Sie wechseln seine Windel, reiben seinen Rücken, wischen sein

Gesicht mit einem warmen, feuchten Tuch ab und tun damit alles, was das Baby munter machen könnte.

Das Wechselstillen

Um zu verhindern, daß ein Baby während einer Mahlzeit zu früh einschläft, wechseln Sie die Seiten, sobald es das Interesse an der Stillmahlzeit zu verlieren scheint. Diese Technik wird »Wechselstillen« genannt. Wenn das Baby nicht mehr nach jedem oder jedem zweiten Saugen schluckt, nehmen Sie es von der Brust, setzen es hin, bringen es zum Aufstoßen oder wechseln die Windel, um es aufzuwecken. Dann bieten Sie ihm die andere Seite an. Wenn sich sein Saugtempo wieder verlangsamt, nehmen Sie es von der Brust, wecken es auf und geben ihm wieder die erste Seite. Wechseln Sie etwa 20 Minuten lang von einer Seite zur anderen hin und her, bevor Sie Ihr Baby wieder tief einschlafen lassen. Achten Sie darauf, daß es die Brust gut gefaßt hat und die Brust während des Stillens weit in seinen Mund nimmt.

Das »trinkschwache« Baby

Das »trinkschwache« Baby scheint ständig an der Brust zu trinken, ist aber nie zufrieden. Es schreit, wenn seine Mutter eine Stillmahlzeit beendet. Sein »faules« Stillverhalten stimuliert die Brust nicht genug, um den Milchspendereflex während der Stillmahlzeit auszulösen und somit bekommt es nicht die gehaltvollere, kalorienreichere Milch, die ihm das Sättigungsgefühl vermittelt. Es hat wahrscheinlich viele nasse Windeln, aber wenig Stuhlgang. Das Milchangebot seiner Mutter kann möglicherweise zurückgehen, weil es zu uneffektiv an der Brust saugt. Es verliert wahrscheinlich an Gewicht. Das »trinkschwache« Baby saugt nur mit seinen Lippen. Sie sehen nicht, daß sich sein Kiefer oder seine Ohren beim Trinken bewegen.

Das vorher beschriebene Wechselstillen wird dem »trinkschwachen« Kind helfen, eine bessere Saugtechnik zu erlernen. Vielleicht müssen Sie anfangs alle 30 oder 60 Sekunden die Seite wechseln, damit es weiter gut saugt und regelmäßig schluckt. Achten Sie darauf, wie es die Brust erfaßt.

Einige Babys gleiten beim Stillen leicht von der Brust ab. Andere setzen ihre Zunge nicht richtig ein. Diese Art von Problemen erfordert wahrscheinlich die Hilfe einer Person, die Erfahrung in der Behandlung von Saugproblemen hat. Viele Beraterinnen der örtlichen LA LECHE LIGA-Gruppen haben Erfahrungen auf diesem Gebiet gesammelt. Wenn Ihnen jedoch die Beraterin in Ihrer Region nicht die Unterstützung geben kann, die Sie brauchen, wird sie eine Lactationsberaterin kennen, die Ihnen weiterhelfen kann. Diese wird Sie dann gerne unterstützen und Ihnen Mut zu machen, während Sie Ihrem Baby helfen, eine bessere Saugtechnik zu lernen.

Abpumpen und zusätzliche Nahrung

Babys, die bis zum dritten oder vierten Tag nach der Entbindung noch nicht gelernt haben, gut zu trinken, brauchen eventuell mehr Nahrung, als sie von der Brust bekommen können. Die Stillprobleme des Säuglings können auch zu einer Verringerung der mütterlichen Milchmenge führen.

Die Antwort auf diese beiden Probleme ist das Abpumpen nach den Mahlzeiten und die Fütterung des Babys mit der abgepumpten Milch. Dies wird dem Körper der Mutter helfen, weiterhin reichlich Milch zu produzieren und gleichzeitig das Baby mit der optimalen Nahrung versorgen.

Wenn es so aussieht, als ob Sie mehr als einen oder zwei Tage lang abpumpen müssen, dann lohnt es sich, eine elektrische Milchpumpe auszuleihen. (Ihre Krankenversicherung wird die Gebühr vielleicht sogar übernehmen, wenn Ihr Arzt die Pumpe verschreibt.) Die elektrischen Pumpen, die es zu leihen gibt, sind sehr wirkungsvoll, leicht zu handhaben und ermöglichen es Ihnen, beide Brüste gleichzeitig abzupumpen oder sogar eine Seite abzupumpen, während das Baby an der anderen trinkt. Einige Handpumpen funktionieren auch sehr gut, sind aber in der Handhabung anstrengender. Sie müssen 10 bis 20 Minuten nach jeder Mahlzeit abpumpen – solange die Milch fließt. Wenn Sie mehr darüber wissen möchten, nach welchen Gesichtspunkten Sie eine Pumpe auswählen sollten, wie sie zu handhaben ist und wie man die Milch aufbewahrt, lesen Sie den Abschnitt über das Abpumpen am Kapitelende.

Die Milch, die Sie nach den Mahlzeiten abpumpen, ist reich an Fett und Kalorien; sie enthält also genau das, was Ihr Baby zum Wachsen am Anfang braucht. Vermeiden Sie es, ihm die Milch in einer Flasche zu geben; künstliche Sauger verschlimmern gewöhnlich die Stillprobleme. Selbst Neugeborene oder Frühchen können die Milch aus einem Becher trinken. Nehmen Sie ein kleines Glas oder noch besser einen Becher aus Plastik, den Sie zusammendrücken können. Stützen Sie das aufrecht in Ihrem Schoß sitzende Baby, damit es sich nicht verschlucken kann, binden Sie ein Lätzchen oder eine Windel um seinen Hals und bieten Sie ihm die Milch in kleinen Schlucken an. Sie können auch eine weiche Pipette oder sogar einen Teelöffel benutzen, um dem Baby zusätzliche Milch zu geben. Seien Sie geduldig. Dieses Verfahren kann zeitaufwendig sein, aber es ist wirklich erfolgreich. Im allgemeinen werden Sie ihm diese zusätzliche Nahrung nach der Stillmahlzeit geben. Wenn Ihr Baby offensichtlich sehr hungrig und aufgeregt ist, dann geben Sie ihm vor dem Anlegen eine kleine Menge Milch aus der Tasse zur Beruhigung; das wird ihm helfen, besser an der Brust zu trinken. Probieren Sie es aus und finden Sie heraus, in welcher Situation welches Verfahren am besten funktioniert.

Zusätzliche Milch kann dem Baby während des Stillens auch mittels eines Brusternährungssets gegeben werden. Diese Stillhilfe bietet einige Vorteile, besonders bei Saugproblemen, die erst nach einigen Wochen behoben werden können. Es ist jedoch nicht ganz einfach zu lernen, wie man damit umgeht. Bei kurzfristigen Problemen lohnt sich die Mühe vielleicht nicht. Eine Beraterin der LA LECHE LIGA kann Ihnen bei der Entscheidung helfen, ob Sie ein Brusternährungsset brauchen.

Wenn Ihre Milchmenge sehr gering ist und das, was Sie abpumpen, für die Bedürfnisse Ihres Babys nicht ausreicht, sprechen Sie mit Ihrem Arzt darüber, welche Nahrungsergänzungen Sie dem Baby geben könnten.

Selbst künstliche Babynahrung kann mit einem Becher statt mit einer Flasche gegeben werden. Pumpen Sie weiter ab, auch wenn Sie Ihrem Kind eine Weile künstliche Babynahrung geben müssen; es liegt in Ihrem Interesse, Ihre Milchmenge aufrechtzuerhalten und zu steigern, so daß Milch für das Baby da ist, wenn es wieder besser an der Brust saugt.

Es kostet viel Zeit, abzupumpen und nach den Mahlzeiten zuzufüttern. Sie beenden vielleicht gerade eine Mahlzeit, stellen die abgepumpte Milch in den Kühlschrank, waschen das Zubehör ab und stellen fest, daß Ihr Baby wieder Hunger hat. Ein paar Tage lang werden Sie wahrscheinlich nicht viel mehr tun, als nur Ihr Baby zu füttern. Dies ist genau die Zeit, um Ihre Freunde und Familienmitglieder in Anspruch zu nehmen, die bereit sind, sich um die Mahlzeiten zu kümmern, die Wäsche zu waschen und die älteren Kinder zu unterhalten. Richten Sie sich eine gemütliche Stillecke mit sauberen Windeln, einem Glas Wasser oder Saft, mit bequemen Kissen und vielleicht etwas zum Lesen ein.

Saugverwirrung

Einige medizinische Fachleute wollen es zwar immer noch nicht glauben, aber die Saugverwirrung gibt es wirklich. Eine Saugverwirrung kann auftreten, kurz nachdem das Baby aus dem Krankenhaus entlassen worden ist und lange vor der ersten Vorsorgeuntersuchung, so daß weder die Säuglingsschwestern noch die Kinderärzte in der Nähe sind, um sie wahrzunehmen. Die Mutter ist es, die mit einem Baby zurechtkommen muß, das zunächst gut an der Brust getrunken hat und jetzt plötzlich an der Brust verwirrt und durcheinander ist.

An der Brust zu trinken ist etwas anderes, als eine Flüssigkeit mittels eines Saugers eingeflößt zu bekommen. Um die Brust zu fassen, muß das Baby seinen Mund weit aufmachen; der Sauger einer Flasche kann jedoch in halbgeschlossene Lippen geschoben werden. Das gestillte Baby benutzt seine Zahnleisten und seine Zunge, um das Brustgewebe zusammenzudrücken und die Milch herauszusaugen; bei einem künstlichen Sauger braucht das Baby weniger mitzuarbeiten. Die Lippen des Stillkindes sind an der Brust aufgeschürzt; bei einem Sauger preßt es die Lippen eng zusammen. Die Milch fließt sofort aus der Flasche – das Baby braucht nicht auf den Milchspendereflex der Mutter zu warten. Wenn die Milch zu stark fließt, hält es sie mit seiner Zunge auf. Wenn der Säugling die gleiche Bewegung an der Brust macht, gleitet die Brustwarze der Mutter sofort aus seinem Mund heraus.

Ein oder zwei Flaschen reichen aus, um bei einigen Babys das Saugverhalten zu beeinträchtigen. Bei anderen kann eine Saugverwirrung dadurch ausgelöst werden, daß mehrere Tage lang zusätzliche Flaschen gegeben werden. In beiden Fällen ist der erste Schritt, alle künstlichen Sauger zu verbannen, um das Baby wieder an die Brust zu gewöhnen. Dies schließt nicht nur die Flaschensauger, sondern auch Schnuller und Saughütchen ein, falls Sie diese verwendet haben. Wenn Ihr Baby viel zusätzliche Fertignahrung bekommen hat und Ihre Milchmenge gering ist, müssen Sie ihm die Babynahrung mit Hilfe einer Tasse, einem Schälchen, einer Pipette oder einem Teelöffel weiter geben. Sie können auch nach den Mahlzeiten abpumpen und Ihrem Baby diese Milch als Nahrungsergänzung geben. Sie können dann diese zusätzliche Nahrung allmählich weglassen, wenn Ihr Baby wieder besser an der Brust trinkt und sein Saugen Ihre Milchmenge erhöht. Zählen Sie die nassen Windeln und beobachten Sie die Häufigkeit des Stuhlgangs, um sicher zu sein, daß Ihr Baby genug Milch bekommt.

Ein Baby mit einer Saugverwirrung dahin zu bringen, daß es gut an der Brust trinkt, ist meist eine Frage von Geduld und Beharrlichkeit. Sie werden sich intensiv mit ihm beschäftigen müssen, während es wieder entdeckt, was es an der Brust tun muß. Geben Sie ihm viel direkten Körperkontakt und oft Gelegenheiten zum Üben. Warten Sie nicht, bis das Baby sehr hungrig ist, bevor Sie ihm die Brust anbieten; es fällt ihm schwer, etwas Neues zu lernen, wenn es immerzu daran denkt, wie es sein Bäuchlein füllen kann. Nehmen Sie Ihr Kind, wenn es gerade von einem Nickerchen aufwacht oder zu einer anderen Zeit, wenn es ruhig ist. Sie können ihm helfen auf den Geschmack zu kommen, indem Sie etwas ausgedrückte Milch auf Ihrer Brustwarze verstreichen. Ermutigen Sie es dazu, seinen Mund weit zu öffnen, indem Sie »Auf« sagen und ihm auch zeigen, wie es geht; selbst Neugeborene ahmen Mimik nach. Achten Sie genau darauf, wie es an der Brust liegt und wie es ansaugt. Wenn Sie Ihren Milchspendereflex anregen, bevor Sie das Baby anlegen, werden Sie sicherstellen, daß seine ersten Saugbewegungen reichlich belohnt werden. Sie können Ihren Milchspendereflex stimulieren, indem Sie etwas Milch ausdrücken, die Brustwarzen in einer kreisenden Bewegung reiben, eine warme Dusche nehmen oder nur einfach Ihr Baby ansehen und den angenehmen Babyduft riechen.

Starker Milchspendereflex

Bei einem starken Milchspendereflex läuft die Milch in einem solchen Schwall aus, daß das trinkende Baby mit dem Schlucken nicht nachkommen kann. Es läßt vielleicht die Brustwarze los, schnappt nach Luft, prustet und schluckt eine Menge Luft. Manche Babys werden sogar ganz unruhig, wenn sie angelegt werden sollen, weil sie aus Erfahrung mit Schwierigkeiten rechnen.

Wenn dies eintritt, nehmen Sie Ihr Baby etwa eine Minute von der Brust. Der Milchfluß wird sich verlangsamen und bald wird es wieder in der Lage sein, an der Brust zu trinken. Mit zwei oder drei Kissen auf Ihrem Schoß können Sie Ihr Kind auch so legen, daß es von »oben« saugt. Sie können auch gut stillen, wenn Sie sich weit – wie in einem Lehnstuhl – zurückzulehnen.

Ein kräftiger Milchspendereflex kann durch ein Überangebot an Milch hervorgerufen werden. Wenn Probleme wie diese über die ersten Wochen hinweg andauern, versuchen Sie, Ihr Baby bei jeder Mahlzeit nur an einer Brust anzulegen, zumindest am Morgen und am frühen Nachmittag, wenn Ihre Brüste voller sind. Wenn das Baby innerhalb der nächsten zwei Stunden wieder trinken möchte, bieten Sie ihm dieselbe Seite wieder an, an der es zuletzt getrunken hat. Nehmen Sie zum Beispiel die linke Brust für die Mahlzeiten zwischen 8 und 10 Uhr, die rechte von 10 Uhr bis zum Mittag, die linke Brust wieder von 12 bis 14 Uhr, usw. Dies wird Ihnen helfen, daß sich Ihre Milchmenge den Bedürfnissen Ihres Babys anpaßt. Wenn die andere Brust übervoll ist, legen Sie nur solange an, bis die Spannung nachläßt. Vergessen Sie nicht, die nassen Windeln und den Stuhlgang zu zählen, um sicher zu sein, daß Ihr Baby genug Milch bekommt.

Die Milch läuft aus

Es ist unangenehm, wenn die Milch ausläuft, aber zum Glück ist das bei den meisten Frauen nur ein kurzzeitiges Problem, das sich auf die ersten Wochen des Stillens beschränkt. Bei einigen Frauen läuft die Milch aus der einen Brust aus, während das Baby an der anderen trinkt. Bei anderen passiert es, wenn ihre Brüste zwischen den Mahlzeiten übervoll werden, wenn das Baby weint oder irgendein anderer Reiz den Milchspendereflex auslöst.

Sie können das Auslaufen unterbrechen, wenn Sie einen leichten Druck auf die Brustwarzen ausüben. Um dies möglichst vorsichtig tun zu können, verschränken Sie Ihre Arme vor Ihrem Brustkorb und drücken Sie sie an sich. Das Auslaufen ist jedoch ein Signal, daß es Zeit fürs Stillen ist, was Sie auch so bald wie möglich tun sollten.

Stilleinlagen in Ihrem Büstenhalter saugen die Milch auf. Sie können Stoffeinlagen kaufen, die gewaschen und immer wieder verwendet werden können oder nehmen Sie Stofftaschentücher oder zugeschnittene Mullwindeln. Wegwerfeinlagen mit einer Plastikfolie schützen zwar Ihre Kleider vor dem Feuchtwerden. Sie verhindern aber auch, daß Luft an Ihre Brustwarzen gelangt. Benutzen Sie sie nicht ständig, denn das kann Wundsein hervorrufen. Tragen Sie gemusterte Kleider, die die Feuchtigkeit tarnen, oder nehmen Sie eine Jacke oder einen Pullover mit. Wenn die Milch beim Stillen ausläuft, legen Sie eine Stoffwindel unter die Brust, um die überfließende Milch aufzusaugen.

Neugeborenengelbsucht

Gelbsucht ist bei neugeborenen Babys häufig. Sie ist, wenn überhaupt, nur selten ein Grund, mit dem Stillen aufzuhören, nicht einmal für 24 Stunden.

Gelbsucht ist die Folge des raschen Abbaus von roten Blutkörperchen in den ersten Lebenstagen. Babys brauchen weniger rote Blutkörperchen nach der Geburt als in der Gebärmutter. Während sich die überflüssigen Zellen zersetzen, gelangt ein Zerfallsprodukt, das Bilirubin, in das Blut, das schließlich mit dem Stuhlgang des Babys abgeht. Wenn das Bilirubin schneller entsteht, als es das Baby ausscheiden kann, kommt es zur Gelbsucht. Bilirubin ist ein gelbes Pigment. Zuviel davon verleiht der Haut eine gelbliche Farbe; das Weiße der Augen kann auch eine gelbe Farbe annehmen.

Warum erreicht das Bilirubin bei einigen Säuglingen höhere Werte? Manchmal ist die Gelbsucht die Folge von Blut- bzw. Leberproblemen oder einer Infektion. Häufiger gehört die Gelbsucht einfach zu dem Anpassungsprozeß des Babys an das Leben außerhalb des mütterlichen Körpers. Diese Art der Gelbsucht wird physiologische Gelbsucht genannt, da sie Teil eines normalen körperlichen Vorgangs ist. Die Ärzte sind sich nicht einig darüber, ab welchem Wert – oder ob überhaupt – die gewöhnliche Neugeborenengelbsucht behandelt werden muß. Es gibt keine eindeutigen Beweise dafür, daß Spitzenbilirubinwerte unter 20 bis 25 mg/dl schädliche Folgen für normale, gesunde und vollausgetragene Säuglinge haben.

Um die Bilirubinwerte zu senken, werden Babys unter besondere Lichtquellen gelegt. Dieses Verfahren nennt man Phototherapie. Das Licht hilft beim Abbau des Bilirubins, so daß es schneller ausgeschieden werden kann.

Das Problem bei der Phototherapie besteht darin, daß das Baby während der Bestrahlung nicht in den Armen der Mutter ist. Sehr wahrscheinlich liegt es in einem Bett im Säuglingszimmer und trägt eine Binde vor den Augen, um diese vor dem Licht zu schützen. Es ist schwer, die stummen Signale des Babys wahrzunehmen und es unter diesen Umständen oft zu stillen; häufiges Stillen ist jedoch während der Phototherapie wichtig, da das Licht das Kind austrocknen kann. Bei den neueren Formen der Phototherapie ist es möglich, die Lichtquellen im Krankenhauszimmer installieren zu lassen. Es gibt auch das sog. »BiliBed« und eventuell andere Möglichkeiten, die Sie im Krankenhaus erfragen können. Diese Verbesserungen kommen stillenden Müttern mehr entgegen, aber trotzdem ist die Phototherapie schwierig und beunruhigend für die Eltern. Ein kluger Arzt wird dies in Betracht ziehen, wenn er die Eltern berät, wie die Gelbsucht behandelt werden soll.

Probleme mit der Gelbsucht vermeiden

Gelbsucht, Bilirubinwerte und Phototherapie sind nicht der »Stoff, aus dem die Träume von jungen Müttern gemacht« sind. Sie können mit einem Baby, das unter speziellen Leuchtstoffröhren liegt, nicht kuscheln und es auch nicht anlegen. Es ist schwierig, eine zuversichtliche stillende Mutter zu sein, wenn Ihnen eine Schwester oder ein Arzt empfiehlt, Ihrem Baby Tee oder Zusatznahrung zu geben, damit die Bilirubinwerte wieder sinken.

Zum Glück helfen gute Stillpraktiken dabei, eine Gelbsucht zu vermeiden. Obwohl in Untersuchungen herausgefunden wurde, daß Gelbsucht bei gestillten Babys häufiger vorkommt, führen viele Fachleute dies auf starre Krankenhausvorschriften zurück, die es den Müttern erschweren, ihre Babys häufig zu stillen. Kolostrum wird zwar in kleinen Mengen produziert, hat aber eine abführende Wirkung. Häufiges Anlegen gleich nach der Geburt bewirkt häufige Darmentleerungen, wodurch wiederum das Bilirubin schneller ausgeschieden wird.

Zusätzliche Gaben von Flüssigkeit helfen nicht, die Gelbsucht »auszuschwemmen«. Sie können sie sogar verschlimmern. Sie füllen das Bäuchlein des Babys, so daß es weniger Drang verspürt, an der Brust zu trinken. Sie werden gewöhnlich mit einer Flasche gegeben, was zu Saugproblemen führen kann. Außerdem trägt der Tee nicht dazu bei, den Stuhlgang anzuregen – und nur dadurch kann das Baby das Bilirubin ausscheiden. Wenn Sie einen Säugling haben, dessen Bilirubinwerte ansteigen, vergessen Sie nicht, ihn so oft wie möglich an der Brust trinken zu lassen. Dies geht am einfachsten, wenn Sie mit Ihrem Baby in einem Rooming-in-Zimmer liegen und es die ganze Nacht mit Ihnen zusammen ist. Ein Baby, das in den ersten Tagen nicht gut an der Brust trinkt, wird eher Probleme mit der Gelbsucht bekommen. Wecken Sie es notfalls am Tag auf, so daß es mindestens alle zwei Stunden an der Brust trinkt. Achten Sie darauf, daß es richtig an der Brust liegt und daß es fünf bis zehn Minuten an jeder Seite aktiv saugt. Rufen Sie eine Beraterin der LA LECHE LIGA an oder bitten Sie darum, daß eine Laktationsberaterin des Krankenhauses zu Ihnen kommt, wenn Sie mehr Hilfe brauchen. Meistens muß man nur etwa einen Tag lang dem Stillen seine ganze Aufmerksamkeit schenken, um die Situation wieder zu ändern und die Bilirubinwerte allmählich fallen zu lassen.

Wenn der Kinderarzt mit der Phototherapie beginnen möchte, fragen Sie ihn nach Alternativen. Könnte die Behandlung um weitere 12 oder 24 Stunden verschoben werden, in denen Sie das Baby häufiger anlegen? Bis dahin könnte ein Bluttest ergeben, daß die Werte sinken oder zumindest nicht mehr schnell ansteigen. Wenn die Phototherapie notwendig ist, bitten Sie darum, daß die Lichtquelle in Ihr Krankenhauszimmer gebracht wird. Wenn das Baby im Säuglingszimmer liegen muß, bitten

Sie darum, daß Sie dort bei ihm bleiben können, so daß Sie es aus dem Bett nehmen und anlegen können, sobald es aufwacht oder jedesmal, wenn es aufgeregt ist. Die Phototherapie muß nicht ständig durchgeführt werden, um Erfolg zu haben. Wenn das Baby nicht gut an der Brust trinkt, müssen Sie in der Lage sein können, mit ihm an seinem Saugverhalten zu arbeiten, auch während der Phototherapie. Wenn zusätzliche Flüssigkeitsmengen als notwendig erachtet werden, bitten Sie darum, daß sie mit einem Becher, einer Pipette oder einer Spritze statt mit einer Flasche gegeben werden.

Einige Ärzte raten den Müttern, für ein oder zwei Tage das Stillen zu unterbrechen, damit die Bilirubinwerte fallen. Dies wird im Falle von physiologischer Gelbsucht nicht viel helfen; häufiger zu stillen ist die bessere Alternative.

Sehr selten gibt es die »Muttermilchgelbsucht« oder spät einsetzende Gelbsucht, bei der anscheinend irgendein Bestandteil in der Muttermilch die Ausscheidung des Bilirubins bei dem Baby verzögert. Diese Art der Gelbsucht ist viel seltener als die physiologische Gelbsucht. Die Bilirubinwerte erreichen erst vier oder fünf Tage nach der Geburt ihren höchsten Stand, während bei der physiologischen Gelbsucht die Bilirubinwerte am zweiten oder dritten Tag am höchsten sind. Gewöhnlich kann ohne Unterbrechung weitergestillt werden, obwohl es mehrere Wochen dauern kann, bis die Gelbsucht zurückgeht. Im Falle von sehr hohen Bilirubinwerten kann es gelegentlich vorkommen, daß das Baby mit einer Muttermilchgelbsucht von der Brust genommen und für 24 Stunden Babynahrung (oder, falls vorhanden, gespendete Milch von einer anderen Mutter) bekommt. Die Bilirubinwerte werden in dieser Zeit schnell fallen und die Mutter kann wieder weiterstillen. Dies sollte nur in Fällen von Muttermilchgelbsucht und nur bei sehr hohen und kontinuierlich steigenden Bilirubinwerten gemacht werden.

Die Gelbsucht kann den Eltern viel Kummer bereiten – die Behandlung sowie der Zustand selbst. Sie sollten mit dem Kinderarzt in Kontakt bleiben, sich seine Vorschläge anhören und nach Alternativen fragen. Wenn es für Sie schwierig ist, mit Ärzten zu reden, üben Sie vorher ein, was Sie sagen wollen und schreiben Sie Ihre Fragen und Vorschläge auf. Holen Sie notfalls die Meinung eines zweiten Arztes ein, der das Stillen mehr befürwortet. Denken Sie daran, daß die Gelbsucht meistens harmlos für ein vollausgetragenes, gesundes Baby ist und daß ihre Behandlung einen guten Stillanfang nicht stören sollte.

Wenn die Mutter oder das Baby krank sind

Erkältungen und Grippen kommen und gehen bei stillenden Müttern und Babys genauso wie bei allen anderen Menschen. Wenn Sie krank werden, können und sollen Sie Ihr Baby weiterstillen. Bis Sie sich tatsächlich krank fühlen, ist das Baby bereits den Erregern ausgesetzt worden, so daß das Stillen bestimmt nicht die Situation verschlimmern wird. Die Antikörper, die Ihr Körper produziert, um die Krankheitskeime abzuwehren, werden in Ihrer Milch auftreten und Ihrem Baby die Kraft geben, selbst mit den Erregern fertigzuwerden. Es ist nicht ungewöhnlich, daß das Stillkind nur leicht – wenn überhaupt – erkrankt, wenn eine Erkältung oder Grippe in einer Familie grassiert.

Manchmal ist eine Veränderung im normalen Stillrhythmus der erste Hinweis für eine Mutter, daß ihr Baby krank ist. Eine verstopfte Nase erschwert das Saugen an der Brust. Es kann für ein Baby mit einer Mittelohrentzündung sehr schmerzhaft sein, auf der Seite zu liegen. Das Verhalten Ihres Babys an der Brust sagt Ihnen sehr viel darüber, wie es sich fühlt, und das Weiterstillen wird ihm helfen, sich besser zu fühlen.

Babys mit Bauchschmerzen wollen wahrscheinlich sehr oft – fast ununterbrochen – gestillt werden. Es ist in Ordnung, sie gewähren zu lassen. Häufiges, kurzes Anlegen hilft, eine Austrocknung zu vermeiden und die vielen immunisierenden Bestandteile der Muttermilch tragen dazu bei, den Virus zu bekämpfen, der die Probleme bereitet. Es gibt keinen Grund, mit dem Stillen aufzuhören, wenn Ihr Baby einen angegriffenen Magen und Durchfall hat, auch nicht für ein oder zwei Tage. Untersuchungen haben gezeigt, daß sich gestillte Babys mit Durchfällen schneller erholen und weniger Gewicht verlieren, wenn sie weiter an der Brust trinken dürfen. Sie werden viel bereitwilliger die Brust akzeptieren als jede andere Nahrung, die ihnen angeboten wird.

Einem Baby, das sich übergibt, bekommt es am besten, wenn es jedesmal nur wenig Milch trinkt; größere Mengen erbricht es vielleicht gleich wieder. Ist dies der Fall, versuchen Sie, das Baby mit fast leeren Brüsten zu stillen. Pumpen Sie die Milch einige Minuten vor dem Anlegen ab oder streichen Sie sie mit der Hand aus. Der langsamere Milchfluß der Milch beruhigt den Magen des Babys; es wird an der Brust trinken können, um Trost zu suchen, ohne die Aufregung, die ein erneuter Brechanfall mit sich bringt.

Milchstau und Brustentzündungen

Empfindliche, schmerzende Schwellungen in der Brust sind gewöhnlich verstopfte Milchgänge. Eine rote, heiße und geschwollene Stelle, die bei Berührung schmerzt, könnte eine Brustentzündung sein, besonders, wenn Sie außerdem Fieber und Gliederschmerzen haben und sich wie bei einer Grippe sehr matt fühlen. Eine sofortige Behandlung zu Hause kann verhindern, daß aus einem verstopften Milchgang eine Brustentzündung wird und daß sich eine Infektion zu einem Abszeß entwickelt. Drei Dinge sind nötig, damit die Milch an der betroffenen Stelle wieder fließt: Wärme, sanfte Massage und häufiges Stillen.

Sie können Wärme anwenden, indem Sie eine warme Dusche nehmen, Ihre Brust in das Waschbecken oder eine Schüssel mit warmem Wasser tauchen bzw. feuchtwarme Waschlappen, eine Wärmflasche oder ein Heizkissen verwenden. Wenn Ihre Brust warm ist, massieren Sie sie sanft mit Ihren Fingern und Ihrer Handfläche. Sie beginnen mit einer kreisenden Bewegung und kneten dann sanft von oben hinter der entzündeten Stelle die Brust hinunter bis zur Brustwarze. Dann legen Sie das Baby an oder drücken etwas Milch mit einer Pumpe oder mit der Hand aus. Sie können auch die Brust rund um die schmerzende Stelle weiter massieren, während das Baby trinkt, damit sich die Verhärtung löst und die Milch durch den Milchgang abfließt.

Um zu verhindern, daß die Brust übervoll wird, legen Sie Ihr Baby an, so oft es möchte, wenigstens alle zwei Stunden. Wenden Sie so oft wie möglich die Kombination von Wärme und Massage vor den Mahlzeiten an und lassen das Baby zuerst an der entzündeten Seite trinken. Nehmen Sie das Baby mit ins Bett, um ein paar Stunden zu schlafen, oder entspannen Sie sich einfach mit Ihrem Baby im Arm, während Sie Ihre Beine hochlegen.

Manchmal verändert eine Brustentzündung leicht den Geschmack der Milch. Wenn Ihr Baby sich weigert, an der entzündeten Brust zu trinken, legen Sie es zunächst an der anderen Seite an. Sobald der Milchspendereflex ausgelöst ist, schieben Sie es zu der entzündeten Brust, ohne seine Körperstellung zu verändern. Sie können Ihr Baby auf diese Weise vielleicht dazu überlisten, an der Brust zu trinken, die es in seiner Vorstellung nicht mag.

Es ist sehr wichtig weiterzustillen, wenn Sie verstopfte Milchgänge oder eine Brustentzündung haben. Auch die Entstehung eines Abszesses wird verhindert, wenn die Brust weich bleibt und die Milch fließt. Ein Abszeß müßte möglicherweise chirurgisch geöffnet werden. Weder das Abpumpen noch das Ausdrücken mit der Hand ist so wirkungsvoll wie das Saugen Ihres Babys, wenn es darum geht, die Milch aus der Brust zu holen. Selbst wenn sie vorhatten, bald mit dem Stillen aufzuhören, stillen Sie in dieser Zeit häufig weiter und schieben das Abstillen auf, bis die Brustentzündung abgeheilt ist. Sie brauchen sich keine Sorgen zu machen, daß Ihr Baby durch die Brustentzündung krank wird. Die Antikörper in Ihrer Milch werden es schützen.

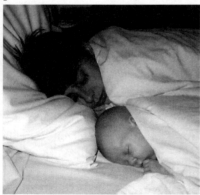

Gehen Sie ins Bett und ruhen Sie sich aus, wenn Sie eine Brustentzündung haben

Wenn Sie Fieber und Schmerzen haben und sich müde und elend fühlen, gehen Sie ins Bett und ruhen Sie sich aus. Wenn Sie sich jedoch sehr unwohl fühlen oder länger als 24 Stunden Fieber haben, rufen Sie Ihren Arzt an. Er wird Ihnen vielleicht ein Antibiotikum verschreiben – eines, das weder stillenden Müttern noch den Babys schadet. Achten Sie darauf, daß Sie das Medikament so lange nehmen, wie es Ihr Arzt Ihnen geraten hat. Selbst wenn Sie sich wieder besser fühlen, sollten Sie das Antibiotikum zu Ende nehmen, um die Entzündung ganz auszuheilen.

Überlegen Sie genau, was die verstopften Milchgänge oder die Brustentzündung hervorgerufen haben könnte, um zu vermeiden, daß Sie wieder erkranken. Ein Büstenhalter, der zu eng ist oder schlecht sitzende Bügel hat, kann die Milchgänge blockieren. Eine andere Möglichkeit ist, daß während der Mahlzeiten Druck auf die Brüste ausgeübt wird oder Sie auf dem Bauch schlafen. Wenn Sie Mahlzeiten ausfallen lassen, längere Pausen zwischen den Stillzeiten einlegen oder wenn das Baby unerwartet die Nacht durchschläft, können Stauungen entstehen, die wiederum verstopfte Milchgänge oder Brustentzündungen zur Folge haben können. Ansaugschwierigkeiten können auch Probleme mit Brustentzündungen verschlimmern, da ein Baby, das die Brust nicht gut erfaßt hast, nicht so wirkungsvoll die Milch »herausmelken« kann.

Brustentzündungen sind oft ein Anzeichen, daß eine Mutter zu beschäftigt ist oder unter einer großen Anspannung steht. In ihrem Eifer, möglichst viel zu erledigen, schiebt sie vielleicht Mahlzeiten auf oder verkürzt sie, was zu Stauungen, verstopften Milchgängen und Brustentzündungen führt. Wenn sie nicht genug Ruhe findet, sich nicht die Zeit nimmt, um sich gut zu ernähren oder einfach erschöpft ist, wird ihr Körper weniger in der Lage sein, Krankheiten abzuwehren. Eine Brustentzündung ermahnt sie, alles langsamer anzugehen und besser auf sich aufzupassen.

Soor

Soor ist eine Pilzinfektion im Mund des Babys. Es können sich weiße Pünktchen an der Innenseite seiner Lippen, seiner Wangen, auf seiner Zunge oder seinen Zahnleisten zeigen. Eine milde Form von Soor wird selten stören; er kann sich jedoch auf die Brustwarzen der Mutter ausbreiten, so daß sie gereizt werden und jucken. Wunde Brustwarzen, die plötzlich schmerzen, nachdem die Mutter bereits mehrere Wochen oder Monate problemlos gestillt hat, wurden möglicherweise durch Soor hervorgerufen.

Die Hefepilze gedeihen an dunklen, warmen und feuchten Stellen – wie im Mund. Gewöhnlich gibt es dort auch andere »gute« Bakterien, die verhindern, daß sich die Pilze zu stark vermehren, aber manchmal geraten sie außer Kontrolle, besonders wenn man Antibiotika nimmt. Antibiotika können die »guten« Bakterien zusammen mit den störenden Arten abtöten und so die Voraussetzung schaffen, daß die Hefepilze überhandnehmen.

Durch Soor können die Brustwarze und der Teil des Brustwarzenhofes, den das Baby mit dem Mund bedeckt, leuchtend rosa werden. Die Haut ist möglicherweise schuppig und trocken. Sie können Soor auf den Brustwarzen haben, selbst wenn Sie dafür keine Anzeichen im Mund des Babys sehen. Hefepilze können einen roten, leicht geschwollenen Hautauschlag im Windelbereich beim Baby oder eine Scheideninfektion bei der Mutter auslösen.

Ihr Arzt verschreibt Ihnen vielleicht etwas gegen den Soor – eine Flüssigkeit, mit der Sie den Mund des Babys einpinseln, und eine Creme, die Sie auf Ihre Brustwarzen auftragen. Mutter und Baby sollten beide behandelt werden, ebenso wie Hautausschläge im Windelbereich und Pilzinfektionen in der Scheide gleichzeitig behandelt werden müssen. Vielleicht hilft Ihnen auch, wenn Sie Ihre Brustwarzen mit klarem Wasser nach den Mahlzeiten abspülen.

Solange Sie Soor auf den Brustwarzen haben, sollte die abgepumpte Milch entweder sofort verbraucht oder weggeschüttet werden. Durch das Einfrieren werden die Organismen nicht abgetötet und wenn Sie Ihrem Baby die Milch später geben, könnten Sie sich beide erneut mit den Hefepilzen anstecken.

Ausdrücken, Abpumpen und Aufbewahren der Muttermilch

Die beste und wirksamste Methode, Muttermilch aus der Brust heraus zu bekommen, ist natürlich, wenn ein Baby an der Brust trinkt. Es kann jedoch notwendig werden – z. B. wegen einer zeitweisen Trennung von Mutter und Kind – daß die Muttermilch auf eine andere Art und Weise gewonnen werden muß. Auch wenn der Milchfluß »künstlich« angeregt werden soll, wie z. B. bei einer Relaktation oder vor einer Adoption, ist eine gute Pumpe ein wichtiges Hilfsmittel.

Die Milch mit der Hand auszustreichen oder abzupumpen ist jedoch eine ganz andere Fertigkeit, als das Stillen und es kann sein, daß Sie ein wenig üben müssen.

Wenn Sie nur einen Teelöffel Milch erhalten, dann denken Sie nicht, daß Sie zu wenig Milch produzieren, sondern daran, daß Ihr Körper auf eine Pumpe ganz anders reagiert als auf Ihr Baby.

Der Schlüssel für ein erfolgreiches Abpumpen oder Ausstreichen liegt darin, den Milchspendereflex auszulösen. An ein- und demselben Ort immer das gleiche Ritual vor dem Abpumpen einzuhalten, wird dazu beitragen, Ihren Milchspendereflex zu trainieren. Bevor Sie mit dem Pumpen anfangen, nehmen Sie sich ein paar Minuten Zeit, um es sich bequem zu machen und sich zu entspannen. Schließen Sie die Augen, atmen Sie ein paar Mal ruhig und tief ein und aus und denken Sie an etwas Schönes – einen Gebirgsbach oder einen sonnigen Strand. Stellen Sie sich vor, Ihr Baby sei an Ihrer Brust und Sie fühlten seine Haut. Wenn Sie möchten, rollen oder streicheln Sie vorsichtig Ihre Brustwarzen mit den Fingern, um die Auslösung des Milchspendereflexes zu unterstützen.

Entspannend kann auch eine Massage der Brüste sein. Beginnen Sie an der Achselhöhle. Drücken Sie dann mit den Fingern in einer kreisenden Bewegung fest gegen den Brustkorb. Wiederholen Sie nach einigen Sekunden das Ganze an einer anderen Stelle. Kreisen Sie rund um die Brust, bis Sie zur Brustwarze kommen. Dann streicheln Sie die Brust mit einer leichten Berührung vom Brustansatz bis zur Brustwarze hinab. Lehnen Sie sich nach vorne und schütteln Sie die Brüste ganz leicht, so daß die Schwerkraft hilft, die Milch zum Fließen zu bringen. Sie können dieses Ritual während des Abpumpens und Ausstreichens immer wieder wiederholen, damit die Milch stärker fließt und zusätzliche Milchspendereflexe ausgelöst werden.

Wie man die Milch mit der Hand ausstreicht

Nicht jede stillende Mutter braucht eine Milchpumpe. Einige Mütter entdecken, daß sie gut damit zurechtkommen wenn sie die Milch mit der Hand auszustreichen; es ist billig und bequem, besonders für Frauen, die nicht sehr oft Milch ausdrücken müssen.

Das Ausstreichen mit der Hand ist nicht schwierig zu erlernen. Vielen Frauen ist diese Methode sympathischer als das Pumpen. Sie machen damit sehr gute Erfahrungen und oft wird damit eine Pumpe überflüssig.

Denken Sie daran, daß die Milchkammern unter dem Brustwarzenhof liegen, hinter der Brustwarze. Genau dort müssen Sie einen sanften Druck ausüben, um die Milch herauszustreichen.

Waschen Sie Ihre Hände, bevor Sie die Milch ausdrücken. Legen Sie Ihre Daumen oben auf die Brust und Ihre Finger darunter, etwa 2,5 bis 3,5 cm hinter der Brustwarze. Umschließen Sie Ihre Brust nicht mit Ihrer Hand; der Daumen und die Finger sollten stattdessen einander gegenüberliegen und die Brustwarze sollte sich dazwischen befinden. Drücken Sie mit Ihren Fingern in Richtung Brustkorb und rollen Sie dann den Daumen und die Finger vorwärts, als wollten Sie Fingerabdrücke machen. Wiederholen Sie rhythmisch diese Bewegung, um die Milchseen zu entleeren. Üben Sie mit den Fingern rundherum Druck auf die Brust aus und nehmen Sie auch die andere Hand zu Hilfe, um alle Milchkammern zu erreichen. Wenn sich der Milchfluß auf der einen Seite verlangsamt, wechseln Sie zur anderen Brust über und dann wieder zurück, bis Sie jede Seite zwei oder drei Mal bearbeitet haben. Nehmen Sie eine Tasse oder ein Glas mit einer weiten Öffnung, um den Milchstrahl aufzufangen.

Vermeiden Sie es, die Brust zu quetschen oder an ihr zu ziehen; das Brustgewebe ist empfindlich und es können sich leicht blaue Flecken bilden. Achten Sie darauf, daß Ihre Finger nicht über der Haut abgleiten, wenn Sie sie vorwärts rollen; dies kann schmerzhaft sein.

(Für das Ausstreichen mit der Hand gibt es ein ausführliches Informationsblatt bei der La Leche Liga – siehe Anhang.)

Das Abpumpen

Waschen Sie sich die Hände, bevor Sie abpumpen, und legen Sie sich alles zurecht, was Sie brauchen. Feuchten Sie die Brust mit Wasser an, um eine bessere Abdichtung zwischen der Haut und dem Ansatzstück der Pumpe zu bewirken. Beginnen Sie mit der niedrigsten Pumpstärke – das Pumpen sollte nicht wehtun. Pumpen Sie rhythmisch ab, um das Saugverhalten eines Babys an der Brust nachzuahmen. Pumpen Sie an der einen Seite ab, bis der Milchfluß schwächer wird, dann an der anderen Brust. Wechseln Sie zwischen den Brüsten hin und her, bis Sie jede Seite zwei- oder dreimal abgepumpt haben. Dies sollte 15 bis 20 Minuten dauern.

Wenn Sie von ihrem Baby getrennt sind, müssen Sie so oft abpumpen, wie es an der Brust trinken würde – ungefähr alle zwei bis drei Stunden. Wenn Sie nur ab und zu Milch für eine Flasche brauchen, versuchen Sie, am frühen Morgen abzupumpen, wenn Ihr Baby ein oder zwei Stunden nicht an der Brust getrunken hat. Die meisten Frauen haben am frühen Morgen mehr Milch als am späten Nachmittag oder Abend. Eine andere Möglichkeit ist es, eine kleine Menge Milch mehrmals am Tag abzupumpen, sie im Kühlschrank abzukühlen und dann, wenn sie kühl ist, in einem Behälter zu sammeln und einzufrieren.

Wenn Ihr Baby in der Nähe ist, versuchen Sie es an der einen Seite anzulegen und die andere Seite abzupumpen oder auszustreichen; das Saugen des Babys wir den Milchspendereflex auslösen und Sie werden mehr Milch abpumpen können.

Zubehör

Milchpumpen haben nichts Attraktives an sich. Sie sind nicht niedlich. Es macht keinen besonderen Spaß, in den Geschäften nach ihnen Ausschau zu halten. Es gibt vielleicht nur zwei oder drei Sorten von Milchpumpen im Regal der Apotheke am Ort, so daß Sie dort nicht viel Auswahl haben. Andere Sorten von Milchpumpen sind per Post oder von örtlichen Vertretern der Milchpumpenhersteller erhältlich. Welche Art von Milchpumpe Sie auswählen, hängt davon ab, wie oft Sie sie benutzen werden, wieviel Geld Sie ausgeben wollen oder welche Vorlieben Sie haben.

Viele handbetriebene Milchpumpen sind sehr wirkungsvoll und kosten auch nicht sehr viel. Bei vielen Handpumpen braucht man zur Bedienung beide Hände, so daß Ihre Hand oder Ihr Arm während des Abpumpens ermüden kann. Nehmen Sie nicht die billige Sorte, die wie eine Fahrradhupe aussieht; sie funktioniert nicht gut und in dem Gummiball können sich Bakterien ansammeln.

Elektrische oder batteriebetriebene Pumpen sind teurer, aber sie werden von Frauen bevorzugt, die aufgrund ihrer Berufstätigkeit regelmäßig abpumpen. Man braucht für die Bedienung nur eine Hand, so daß die andere frei bleibt, um eine Zeitschrift festzuhalten oder das Mittagessen zu verzehren. Vollautomatische Elektropumpen sind sehr teuer, aber sie können mehrere Monate lang zu annehmbaren Gebühren ausgeliehen werden. Es lohnt sich, sie genauer in Augenschein zu nehmen, wenn Sie viel abpumpen müssen oder eine Pumpe brauchen, um Ihre Milchmenge für ein Baby aufrechtzuerhalten, das noch nicht an der Brust trinkt. Besonders effektiv ist des »Doppelpumpset«, ein Zusatz für die elektrische Pumpe, um die Brüste gleichzeitig zu leeren. Eine Pumpe auszuleihen ist billiger als Fertignahrung zu kaufen.

Batteriebetriebene Pumpen sind nicht so wirkungsvoll wie die qualitativ hochwertigen Elektropumpen, aber viele Mütter kommen auch damit gut zurecht.

Wenn Sie Milch für Ihr eigenes, gesundes Baby abpumpen, brauchen Sie die Pumpe nur einmal zu sterilisieren, bevor Sie sie das erste Mal benutzen. Halten Sie sich an die Gebrauchsanweisungen des Herstellers, und waschen Sie sie nach jedem Gebrauch in heißem Wasser mit Spülmittel aus. Viele Pumpen kann man in der Spülmaschine waschen.

Sie brauchen etwas, um die Milch zu lagern. Wenn die Milch eingefroren werden soll, können entweder Behälter aus Glas oder Kunststoff genommen werden. Reißfeste Plastikbeutel, die besonders für die Lagerung von Muttermilch hergestellt werden, sind über die Milchpumpenhersteller erhältlich.

Muttermilch aufbewahren

Die antibakteriellen Bestandteile Ihrer Milch werden dazu beitragen, daß die Milch während der Lagerung nicht mit Bakterien verunreinigt wird. Jüngste Untersuchungen haben gezeigt, daß es möglich ist, Muttermilch im Kühlschrank oder sogar bei Zimmertemperatur länger als bisher angenommen aufzubewahren. Hier sind einige allgemeine Richtlinien:

Muttermilch kann sicher aufbewahrt werden:
- bei Zimmertemperatur 15° C: 24 Stunden
- bei Zimmertemperatur 19–22° C: 10 Stunden
- bei Zimmertemperatur 25° C: 4 – 6 Stunden
- im Kühlschrank (0–4° C)   bis zu 8 Tagen
- in einem Gefrierfach des Kühlschranks   bis zu zwei Wochen
- in einem Gefrierfach mit separater Tür drei oder vier Monate
- im Tiefkühlschrank bei –18° Celsius   sechs Monate und länger

Eingefrorene Milch, die aufgetaut worden ist, kann bis zu 24 Stunden im Kühlschrank aufbewahrt werden, sollte aber nicht wieder eingefroren werden.

Frieren Sie die Milch in sauberen Behältern ein, die in heißem Spülwasser ausgewaschen worden sind. Lassen Sie oben am Deckel etwa 2,5 cm Platz, da sich die Milch beim Einfrieren ausdehnt. Wenn Sie frisch ausgedrückte Milch zu einer bereits gefrorenen Milch dazutun möchten, kühlen Sie sie erst im Kühlschrank ab und fügen nicht mehr Milch hinzu, als sich in dem Gefrierbehälter befindet. Wenn Sie Milch in Plastiktüten aufbewahren, stellen Sie die Beutel aufrecht in einen festen Plastikbehälter mit einem Deckel, anstatt sie so in den Kühlschrank oder Tiefkühlschrank zu tun, wo sie leicht reißen können.

Muttermilch sollte unter fließendem Wasser aufgetaut werden. Drehen Sie erst den kalten Wasserhahn auf und lassen Sie dann allmählich immer wärmeres Wasser laufen, bis die Milch die richtige Temperatur für das Baby hat. Schütteln Sie den Behälter, bevor Sie die Temperatur prüfen. Die Milch kann auch aufgetaut werden, indem man den Behälter in einen Kochtopf mit Wasser stellt, das auf dem Herd erwärmt wurde. Muttermilch sollte nicht direkt auf dem Herd oder in einem Mikrowellenherd erwärmt werden; viele der immunologischen Bestandteile der Milch werden zerstört, wenn die Milch heißer als 55°C erhitzt wird. Ungleichmäßiges Erwärmen in einem Mikrowellenherd erzeugt zudem »heiße Stellen«, die das Baby verbrennen können.

Wenn die Muttermilch gelagert wird, steigt das Fett (oder der Rahm) an die Oberfläche, so daß die Milch darunter wässrig oder bläulich aussieht. Dies ist vollkommen normal. Bei Kuhmilch aus der Molkerei war dies ebenso, bevor das Homogenisieren erfunden wurde. Vorsichtiges Schütteln der Milch vor dem Gebrauch verteilt den Rahm wieder.

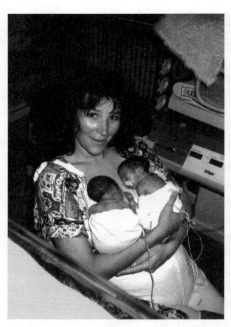

Besondere Umstände

Es gibt sehr wenige medizinische Gründe, warum ein Baby nicht gestillt werden kann. Die gesundheitlichen Vorteile des Stillens werden sogar noch wichtiger, wenn sich die Mutter und das Baby besonderen Herausforderungen stellen müssen

Der Wunsch einer Mutter, ihr Baby zu stillen, sollte – wenn irgend möglich – respektiert werden, weil das Stillen eng damit zusammenhängt, wie sie ihr Baby kennenlernt und sich ihm verbunden fühlt. Das Stillen ist wichtig – für Mehrlingsgeburten, Frühchen, Babys mit gesundheitlichen Problemen, für Mütter, die krank oder behindert sind.

Weitere ungewöhnliche Stillsituationen zu beschreiben, sprengt den Rahmen dieses Buches. Vielleicht finden Sie in der Bücherliste im Anhang ausführlichere Informationen. Auch eine Beraterin der LA LECHE LIGA oder eine Laktationsberaterin kann Ihnen behilflich sein herauszufinden, was Sie wissen müssen und Ihnen die Unterstützung geben, die Sie brauchen, wenn Sie lernen, Ihr Baby zu stillen.

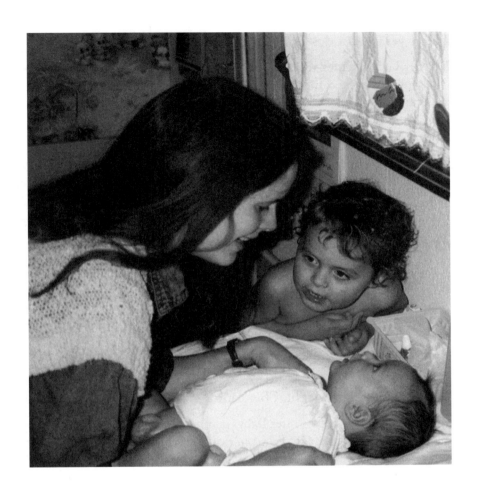

5. KAPITEL

Das Leben mit einem gestillten Baby

Babys verändern das Leben ihrer Eltern

Mit der Geburt eines Kindes wird das Leben der Eltern in allen Bereichen vollständig und für immer verändert. Bei manchen geht diese Veränderung problemlos, doch bei den meisten kostet es Zeit und Kraft, in diese neue Rolle – der Eltern – hinein zuwachsen.

Die Eltern sind nun gemeinsam für dieses Kind verantwortlich, das ganz auf sie angewiesen ist und sie rund um die Uhr braucht. Viele verschiedene Gefühle der Liebe, Verantwortung, Stolz, Sorge und Ungewißheit bestimmen nun das Leben.

Aber nicht nur mit den »großen Gefühlen« müssen sie zurecht kommen, sondern sie werden auch mit den ganz alltäglichen Dingen Schwierigkeiten haben; wie sie z. B. genug Schlaf bekommen, die Zeit zum Essen finden oder wie sie sich selbst und das Baby samt der Wickeltasche mit weniger als zwei Stunden Vorbereitung auf den Weg bringen.

Das Stillen vereinfacht viele dieser Herausforderungen. Es trägt dazu bei, die Bindung zwischen Ihnen als Mutter und Ihrem Baby aufzubauen, es hilft Ihnen, sich in Ihrer Rolle als Mutter wohlzufühlen und bietet einfache Lösungen für einige praktische erzieherische Probleme an.

Wie man genügend Schlaf bekommt

Vom ersten Tag im Leben Ihres Babys an und noch Monate danach wird man Sie fragen: »Schläft Ihr Kind in der Nacht? Schläft es durch? Können Sie in der Nacht schlafen?«

Diese ständige Sorge um genügend Schlaf ist bei den meisten Menschen stark auf die Erfahrungen zurückzuführen, die sie als junge Eltern gemacht haben. Es ist nicht leicht, sich von den körperlichen Belastungen und Strapazen der Schwangerschaft und Geburt zu erholen, während man sich um einen empfindlichen, fordernden Säugling kümmert, der keinen Unterschied zwischen Tag und Nacht kennt.

Ein Baby, das nur wenige Stunden hintereinander schläft, tut das, was natürlich und richtig für es ist. Es braucht häufige Mahlzeiten, die seinem kleinen Bauch gut bekommen. Häufiger – fast ständiger – Kontakt mit der Mutter gibt dem Baby das gute Gefühl, sicher und warm aufgehoben zu sein. In den ersten Monaten ist bei Babys der automatische Atmungsmechanismus noch nicht voll entwickelt. Deshalb ist es gut, daß ein Säugling die Fähigkeit besitzt, leicht aus dem Tiefschlaf aufzuwachen. Fachleute sind der Ansicht, daß diese Fähigkeit einem Baby vor dem plötzlichen Kindstod bewahren kann.

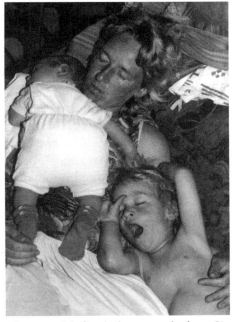

Wie kann eine Mutter diese Zeit der »kurzen Nächte« überstehen? Schlafen Sie, wenn das Baby schläft, zu welcher Zeit auch immer das sein mag. Machen Sie ein Nickerchen während des Tages. Selbst wenn Sie bisher nicht besonders gerne tagsüber geschlafen haben, entdecken Sie vielleicht jetzt, daß auch Sie langsam einschlummern, wenn Sie sich hinlegen und das Baby in den Schlaf stillen. In den ersten Wochen im Leben Ihres Babys sind die Hausarbeit, das Putzen der Küche und andere lästige Pflichten weit weniger wichtig, als sich körperlich und seelisch auszuruhen.

Das Einnicken kann schwierig sein, wenn Sie noch andere kleine Kinder haben. Vielleicht können sich die Mutter, das Baby und das ältere Geschwisterchen zusammen hinlegen oder wenigstens eine gewisse Zeit in Ruhe mit Puzzeln, Lesen oder Gesprächen genießen. Oder Sie holen ein paar Lieblingsspielzeuge in Ihr kindersicheres Schlafzimmer, schließen die Tür und lassen Ihr Kleinkind spielen, während Sie sich mit Ihrem Baby ausruhen. Selbst wenn Sie sich nur eine Viertelstunde auf dem Boden ausstrecken und Ihr kleines Kind um sich herumkrabbeln lassen, kann Ihnen das wieder genug Kraft geben, sich bis zum Abend auf den Beinen zu halten.

Nächtliches Stillen

Neugeborene Babys müssen in der Nacht gefüttert werden, und wenn Ihr Baby gestillt wird, dann sind Sie die einzige, die das tun kann. Da Muttermilch so schnell verdaut wird, wachen Brustkinder möglicherweise häufiger als Flaschenkinder auf. Eine Untersuchung hat ergeben, daß gestillte Säuglinge später als nichtgestillte die Nacht durchschlafen konnten. Trotzdem ist es möglich, zu stillen und dennoch genug Schlaf zu finden.

Aber wie? Für das nächtliche Stillen sind nur die Mutter, das Baby und ein behaglicher Platz für die beiden nötig. Es gibt keine Wanderung hinunter in die kalte Küche wegen der Flasche, kein Warten, bis die Milch warm ist, während das Baby brüllt. Sie brauchen nicht das Licht anzuschalten, sobald das Baby ohne Schwierigkeiten die Brust fassen kann. Wenn das Baby bereits neben Ihnen schläft und der Papa bereit ist mitzuhelfen, ist selbst das Aufstehen überflüssig. Sie können Ihr Kind in der Nacht füttern, ohne ganz aufzuwachen, was es für Sie viel einfacher macht, wieder fest einzuschlafen.

Das nächtliche Stillen ist am einfachsten, indem Sie im Bett liegenbleiben (s. Kapitel 3). Sobald die Mutter das Baby angelegt hat, kann sie einschlummern oder sich zumindest ausruhen, während das Baby saugt. Um die Seite zu wechseln, legen Sie das Baby auf Ihren Brustkorb und rollen sich auf die andere Seite. Oder Sie richten sich etwas auf, schieben das Baby unter sich zur anderen Seite des Bettes hinüber und legen sich wieder hin. Wenn die Mahlzeit beendet ist und das Baby wieder schläft, können Sie es in sein Bett zurücktragen oder es neben sich schlafen lassen, bis es wieder aufwacht, um an der Brust zu trinken.

Sie brauchen sich keine Sorgen zu machen, daß Sie Ihr Baby erdrücken könnten; selbst im Schlaf weiß eine Mutter, daß ihr Baby bei ihr liegt. Wenn Sie das Bett gegen die Wand schieben, verhindern Sie, daß das Baby herausrollt. Sie könnten auch darüber nachdenken, ein Gitter zu kaufen – wie es für Kleinkinder angeboten wird, die in ein großes Bett hineinwachsen. Ihnen und Ihrem Partner mag zwar der Gedanke etwas unangenehm sein, mit Ihrem Baby in einem Bett zu schlafen, aber der Versuch lohnt sich, zumindest in den ersten Wochen. Mütter und Babys haben zusammen geschlafen, seit es Menschen gibt. Erst seit dem letzten Jahrhundert haben Säuglinge in Ländern, in denen der Wohlstand dies überhaupt möglich machte, ihr eigenes Bett im eigenen Zimmer, von den Eltern getrennt. Viele stillende Mütter und Babys schlafen auch heute noch gut zusammen in einem Bett. Es ermöglicht jedem in der Familie, genug Schlaf zu finden.

Es ist wichtig, diesen Gedanken mit Ihrem Partner zu besprechen, wenn Sie es ausprobieren möchten. Sie brauchen seine Unterstützung. Ein Baby zusammen mit den Eltern im Bett braucht die beiden nicht zu trennen; das Baby kann an der Wand schlafen, so daß sich seine Eltern noch immer aneinanderkuscheln können. Überdies entdecken viele Eltern, daß das Baby in der Nacht bei sich zu haben eine schöne Möglichkeit ist, dieses zauberhafte Wesen zu genießen, das ihre Liebe erschaffen hat.

Eine weitverbreitete Sorge im Zusammenhang mit der Frage, ob das Baby ins Elternbett soll, besteht darin, Platz und Gelegenheiten zu finden, um mit dem Partner zusammen sein zu können. Wenn Ihr Baby zum Einschlafen an der Brust trinkt, legen Sie es in sein Gitterbettchen oder seine Wiege für den ersten Teil der Nacht, während Sie und Ihr Ehemann Ihre Zärtlichkeit genießen. Wenn es aufwacht, können Sie es für den Rest der Nacht zu sich ins Bett legen. Sie können auch den schla-

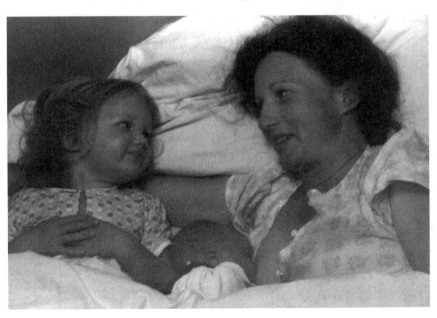

fenden Säugling sanft aus Ihrem Bett in sein Bettchen legen. Denken Sie auch daran, daß Ihr Bett nicht der einzige Platz ist, an dem Sie mit Ihrem Partner schlafen können.

Mit dem Baby ein Bett zu teilen ist nicht jedermanns Sache. Einige Mütter finden, daß sich ein bequemer Sessel gut für die nächtlichen Mahlzeiten eignet. Andere ziehen einen Schaukelstuhl vor. Legen Sie eine warme Decke bereit, mit der Sie sich und das Baby einwickeln können, wenn es kalt ist. Legen Sie Kissen in Ihren Schoß, um das Baby besser zu unterstützen, besonders wenn Sie einnicken. Die meisten Babys müssen ein paar Minuten gehalten werden, bis sie so fest einschlafen, daß man sie hinlegen kann, ohne sie aufzuwecken.

Seien Sie flexibel bei der Regelung der nächtlichen Stillzeiten. Die Lösungen können sich verändern, wenn sich Ihre eigenen Bedürfnisse oder die Ihres Babys und Ihrer Familie ändern. Sie können Ihr Baby zum Einschlafen in dem Gästezimmer oder auf einer Matratze auf dem Boden stillen und sich dann davonstehlen, um bei Ihrem Mann zu schlafen.

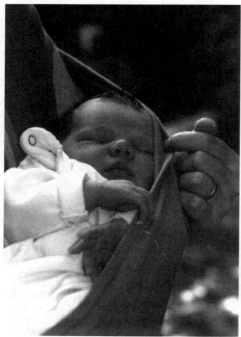

Dies ist manchmal einfacher, als zu versuchen, ein Baby, das in Ihren Armen eingeschlafen ist, in sein Gitterbett zu legen, ohne es aufzuwecken. Ältere Babys können Sie in ihr eigenes Bett irgendwo in Ihrer Nähe legen, nachdem sie eingeschlafen sind. Der Vater kann mithelfen, indem er derjenige ist, der ein weinendes Baby in das Bett der Eltern bringt.

Versuchen Sie nicht die Stunden und Minuten zu zählen, in denen Ihr Schlaf unterbrochen ist. Wenn Sie sich ständig darüber Gedanken machen, wieviel Schlaf Ihnen entgeht, werden Sie sich nur noch müder fühlen. Babys und Kleinkinder, die mit im Bett ihrer Eltern schlafen, gewöhnen sich irgendwann an ihr eigenes Bett und wachen schließlich auch nicht mehr in der Nacht auf. Sie tun dies in ihrem eigenen Tempo, mit einer gewissen sanften Unterstützung und Anleitung von Mutter und Vater. Während einige Schlafexperten unserer Zeit behaupten, man müsse Babys in einem frühen Alter beibringen alleine einzuschlafen, glauben andere Fachleute und viele Eltern, daß gute Schlafgewohnheiten am besten allmählich in einer sicheren und angstfreien Umgebung erlernt werden, ohne Konflikte und Geschrei, sobald das Kind dazu reif ist.

Und wenn Sie feststellen, daß Sie wach sind und nicht wieder einschlafen, während Ihr Baby bei Ihnen trinkt, machen Sie das Beste daraus: denken Sie nach, schmieden Sie Pläne, meditieren Sie – oder holen Sie sich ein fesselndes Buch und versinken darin. Sie können morgen immer noch ein Nickerchen machen.

Warum ein Baby schreit

Babys weinen aus vielerlei Gründen: dazu gehören Hunger, Unwohlsein, Einsamkeit, Langeweile oder das Gefühl völliger Unsicherheit. Es ist wichtiger, wie Sie mit Ihrem weinenden Baby umgehen, als daß Sie genau verstehen, warum es weint. Heben Sie es hoch, drücken Sie es an sich, gehen Sie mit ihm herum, wiegen es, bieten ihm die Brust an. Wechseln Sie die Windel, wenn sie naß ist. Wickeln Sie Ihr Baby in eine Decke, wenn es um sich schlägt; das Gefühl von Wärme und Umschlossenheit kennt es von den Monaten im Mutterleib. Ruhiges Singen oder Reden könnte es besänftigen oder vielleicht mag es lieber sanftes Schaukeln oder Streicheln, das schnell anfängt und langsamer wird, wenn sich das Baby beruhigt. Eine andere Möglichkeit besteht darin, es in einen Tragesack oder ein Tuch zu setzen, während Sie die Hausarbeit verrichten oder einen Spaziergang machen. Wenn das eine nicht funktioniert, bleiben Sie ruhig und versuchen Sie es mit etwas anderem.

Babys lernen, daß sie etwas in der Welt bewirken können, wenn jemand auf ihr Weinen reagiert. Sie entdecken, daß sie ihren eigenen Gefühlen und Wahrnehmungen vertrauen können, weil ihre Betreuer sie

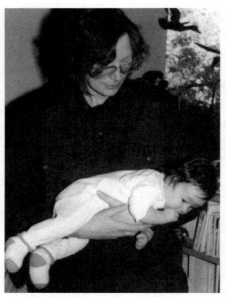

ernst nehmen, wenn sie ihre Bedürfnisse kundtun. Wenn die Eltern ihren Babys helfen, sich zu beruhigen, gewöhnen sich die Babys daran, sich zufrieden zu fühlen. Je häufiger Sie Ihr Baby in den ersten Wochen beruhigen und umhertragen, um so zufriedener wird es später sein. Haben Sie keine Angst, es zu viel zu tragen. Man kann ein winziges Baby nicht verwöhnen. Wenn Sie es jetzt »verwöhnen«, wird das Zusammenleben mit ihm im Laufe der Zeit sogar noch einfacher werden.

Zögern Sie nicht, Ihrem Baby die Brust anzubieten, wenn es unruhig ist. Das Stillen ist ein höchst effektives Mittel gegen das Weinen. Der warme Hautkontakt, die vertraute Haltung, bei der es sich wohl fühlt, und die rhythmische Saugbewegung werden dazu beitragen, daß sich das Baby entspannt und beruhigt. Ein Baby, das aus Trost an der Brust trinkt, bekommt nicht viel Milch. Wenn Sie sich Sorgen wegen des Überfütterns oder heftigen Spuckens machen, bieten Sie Ihrem Baby die weniger volle Brust an; also diejenige, an der das Baby zuletzt getrunken hat; der Milchfluß wird langsamer sein.

Einige Babys schreien mehr als andere. Unruhige oder kolikgeplagte Babys sind eine Belastung für die Nerven und das Selbstvertrauen der Eltern. Es ist schwierig, sich als gute Mutter oder guter Vater zu fühlen, wenn Ihr Baby brüllt und anscheinend nichts von dem, was Sie tun, etwas hilft. Aber bleiben Sie bei Ihrem Baby. Selbst wenn es weiter weint, wird es die Gewißheit, daß jemand da ist und sich darum kümmert, wie es ihm geht. Verschaffen Sie sich Unterstützung – sprechen Sie mit Eltern anderer unruhiger Babys, besuchen Sie die Treffen der LA LECHE LIGA oder lesen Sie eines der in der im Anhang aufgeführten Bücher über den Umgang mit Weinen und Koliken.

Wie oft soll ein Baby anlegt werden?

Neugeborene Babys trinken im Durchschnitt acht- bis zwölfmal innerhalb von 24 Stunden an der Brust. Das ist eine Tatsache.

Aber was bedeutet das für Ihr Baby? Woher wissen Sie, wann Sie es füttern müssen? Woher wissen Sie, ob es genug trinkt? Kann es wirklich knapp 45 Minuten nach der letzten Mahlzeit hungrig sein? Warum sieht es so aus, als stillten Sie die ganze Zeit?

Das Stillen funktioniert am besten, wenn es »nach Bedarf« oder »auf ein Stichwort hin« erfolgt. Das bedeutet, daß es keinen von der Uhr vorgeschriebenen Zeitplan gibt und die Mutter lernen muß, das Verhalten ihres Babys zu verstehen. Dies ist einfacher, als es sich anhört, besonders wenn Sie sich von Vorurteilen (und den Richtlinien in dem Merkblatt, das Sie im Krankenhaus bekommen haben) freimachen und Ihr Baby als eigenständige Persönlichkeit kennenlernen.

Die Bedürfnisse und Gewohnheiten Ihres Babys scheinen vielleicht zuerst chaotisch zu sein, aber nach einigen Wochen wird allmählich eine Art Verhaltensmuster zum Vorschein kommen. Sie werden beide wissen, wann es hungrig ist oder wann das Stillen dazu beiträgt, es zu beruhigen. Bis dahin bieten Sie einfach Ihrem Kind die Brust an, wenn es aufgeregt ist oder eine Weile nicht getrunken hat. Es wird Sie wissen lassen, wenn es kein Interesse daran hat. Das Stillen »nach Bedarf« führt selten, wenn überhaupt, zu regelmäßigen Stillzeiten alle drei oder vier Stunden am Tag. Babys lernen durchaus, länger zwischen den Mahlzeiten in der Nacht zu schlafen, aber zu anderen Zeiten, vielleicht am späten Nachmittag oder frühen Morgen, wollen sie vielleicht sehr häufig an der Brust trinken oder sind fast ununterbrochen an der Brust. Das ist normal. Das Stillen beruhigt überreizte Nerven – die des Babys und die der Mutter.

Einige Bücher und manche Ärzte verbreiten die Auffassung, daß ein Baby, das zuletzt vor weniger als drei Stunden gefüttert wurde, »unmöglich wieder hungrig sein kann« und noch nicht angelegt werden sollte. Sie machen sich nicht klar, daß Muttermilch sehr schnell verdaut wird und daß sich der Magen eines Babys tatsächlich nach 90 Minuten oder weniger leer anfühlen kann. Trotz all der »Errungenschaften« der Zivilisation um uns herum sind die Menschen, biologisch gesehen, noch immer Lebewesen, die die ständige Nähe der anderen brauchen. Das bedeutet, daß Säuglinge von Natur aus bei der Mutter bleiben und häufig zum Füttern oder aus Trost an der Brust trinken. Wenn Ihr Baby 20 Minuten nach der letzten Mahlzeit wieder an der Brust trinken möchte, legen Sie es an. Stellen Sie sich vor, es sei für Ihr Baby das Gleiche, als ob Sie noch bei einer Tasse Kaffee und einem Nachtisch in Gegenwart mit einem geliebten Menschen zusammensäßen.

Sorgen wegen der Milchmenge

In zahlreichen Untersuchungen wird eine unzureichende Milchmenge als der häufigste Grund für den Abbruch des Stillens genannt. Eigenartigerweise beruht diese Befürchtung nicht auf tatsächlichen Fakten. Je häufiger Ihr Baby bei Ihnen trinkt, desto mehr Milch wird Ihr Körper produzieren. Ihre Brüste können notfalls genug Milch für Zwillinge oder sogar Drillinge erzeugen, solange sie durch das Stillen genügend stimuliert werden.

Warum also sorgen sich so viele Mütter über die Milchmenge? Es scheint mit der mütterlichen Fürsorge zusammenzuhängen. Gibt es irgendwo eine Mutter, die sich nicht schon das eine oder andere Mal Gedanken darüber gemacht hat, ob ihr Kind genug ißt?

Auch die Babys selber tragen dazu bei, der Mutter Sorgen wegen der Milchmenge zu machen. Wenn die Babys an der Brust unruhig sind, lange Zeit saugen oder anscheinend häufiger als sonst an der Brust trinken, liegt die Vermutung nahe, daß die verfügbare Milchmenge nicht ausreicht. Tatsächlich haben diese Verhaltensweisen gewöhnlich andere Gründe. Vielleicht schießt die Milch bei der Mutter nicht so schnell ein, wie es das Baby gerne hätte, vielleicht ist das Baby müde oder überreizt und muß länger saugen, um sich zu beruhigen. Vielleicht aber braucht das Baby etwas Nähe oder eine Liebkosung, damit es Spannungen – welcher Art auch immer – aushält, die es in seiner Umwelt wahrnimmt oder aber es fühlt sich körperlich nicht wohl.

Wachstumsschübe

Eine andere Erklärung für vermehrtes Stillen ist die Tatsache, daß das Baby einen Wachstumsschub durchmacht. Es trinkt häufiger, um die Brüste der Mutter zu stimulieren, damit diese die zusätzliche Milch produzieren, die für das rasche Wachstum erforderlich ist. Wachstumsschübe scheinen am häufigsten um die zweite bis dritte bzw. sechste Woche und im Alter von drei Monaten zu erfolgen. Ein oder zwei Tage lang will das Baby möglicherweise fast jede Stunde an die Brust, aber schließlich läßt sein Bedürfnis wieder nach und es kehrt zu seinem normalen Stillrhythmus zurück. Entspannen Sie sich, schieben Sie andere Dinge beiseite und lassen Sie Ihr Kind trinken. Ihr Körper weiß, was zu tun ist. Die gesteigerte Nachfrage Ihres Babys und die Zeit an der Brust werden Ihre Milchmenge rasch vermehren und die Situation wird sich wieder normalisieren.

Bekommt das Baby genügend Muttermilch?

Der Stillrhythmus Ihres Babys und die Abläufe in Ihrem Körper verändern sich mit der Zeit. Babys lernen, in immer kürzerer Zeit die Milch aus der Brust zu saugen, daher verändert sich vielleicht die Dauer einiger Mahlzeiten und dennoch bekommen die Kinder genug Milch. In dem Maße, wie die Milchproduktion der Mutter leistungsfähiger wird und in Abhängigkeit von den Bedürfnissen des Babys, können sich ihre Brüste zwischen den Mahlzeiten weicher und nicht so voll anfühlen, obwohl sie genausoviel oder sogar noch mehr Milch erzeugen. Das Auslaufen der Milch bereitet nach einiger Zeit weniger Probleme und auch das hat nichts mit der Milchmenge zu tun. Es ist auch vollkommen normal, Veränderungen in den Empfindungen zu spüren, die mit dem Milchspendereflex in Zusammenhang gebracht werden – es kann sogar sein, daß Sie den Milchspendereflex überhaupt nicht mehr spüren.

Vielleicht schlägt Ihnen jemand vor, Sie sollten Ihrem Baby nach der Stillmahlzeit eine Flasche anbieten – »um zu sehen, ob es noch hungrig ist«. Dies beweist nicht, ob Ihr Baby an der Brust satt wird; einige Babys saugen an allem, was man ihnen anbietet, ob sie hungrig sind oder nicht.

Die Brust ist ideal für diese Art von Saugen, da das Baby nur eine kleine Milchmenge bekommt, wenn es aus Trost trinkt; dagegen größere Mengen, wenn es wirklich hungrig ist.

Seien Sie nicht entmutigt, falls Sie versuchen, Milch abzupumpen und nur ein paar Tropfen herauskommen. Ihr Körper reagiert nicht genauso gut auf eine Pumpe wie auf Ihr Baby. Größere Mengen Milch abzupumpen ist eine Fertigkeit, die Übung erfordert. Wieviel Milch Sie ausdrücken können, hat nichts damit zu tun, wieviel Milch Ihr Baby beim Stillen bekommt.

Solange Ihr Baby sechs bis acht nasse Stoffwindeln oder fünf bis sechs Wegwerfwindeln in 24 Stunden und zwei- bis fünfmal täglich Stuhlgang hat, können Sie sicher sein, daß es genug Milch bekommt. Nach sechs Wochen, wenn die Blase des Babys größer wird, kann die Zahl der nassen Windeln etwas zurückgehen – auf fünf oder sechs Stoffwindeln bzw. vier oder fünf Wegwerfwindeln. Auch die Häufigkeit des Stuhlgangs kann sich ändern, wenn das Baby größer wird. Bei einigen älteren Stillkindern liegen vielleicht einige Tage (oder länger) zwischen den Darmentleerungen, ohne daß es irgendwelche Anzeichen für eine Verstopfung gäbe oder sie harte, trockene Stühle hätten. Falls Ihr gestilltes Baby einen solchen Rhythmus hat, werden Sie bei ihm eben eine seltene Darmentleerung beobachten, die dann aber jeweils sehr umfangreich ist.

Beim Stillen kommt die Nahrung des Baby unmittelbar aus dem Körper der Mutter, was Ihre Befürchtungen verstärken mag, ob das Baby auch genug Nahrung erhält. Diese Sorgen mögen damit zusammenhängen, wie Sie sich und Ihren Körper empfinden. Von Freunden, Familienmitgliedern, der Werbung und den Medien empfangen Sie auch ganz bestimmte Signale. In Kulturen, in denen jede Frau stillt und es keine Alternativen gibt, kennt man die Vorstellung nicht, daß eine Mutter nicht genug Milch für ihr Baby habe. In unserer Kultur, in der allgemein angenommen wird, daß die Babys irgendwann mit Flaschen gefüttert werden, gibt man dem Stillen die Schuld für jede Eigenart im Verhalten eines normalen Babys.

Gewichtszunahme

Genau wie Babys bei ihrer Geburt verschieden groß sind, wachsen sie auch in einem unterschiedlichen Tempo. Solange Ihr Baby genug nasse Windeln und regelmäßig Stuhlgang hat, können Sie annehmen, daß es im genau richtigen Tempo wächst. Es ist unmöglich, ein gestilltes Baby zu überfüttern.

Eine langsame Gewichtszunahme bei einem gestillten Baby mag Mütter und Ärzte manchmal beunruhigen. Wenn alles andere überprüft worden und in Ordnung ist – nasse Windeln, genug Stuhlgang (besonders, wenn ein Baby jünger als sechs Wochen ist), der allgemeine gesundheitliche Zustand des Kindes – ist es vermutlich ein Kind, das von seiner Veranlagung her langsam zunimmt. Babys müssen nicht dick sein, um gesund zu sein. Standardisierte Wachstumstabellen stellen nur Durchschnittswerte dar, wobei die derzeit verwendeten Tabellen auf Bevölkerungsgruppen basieren, in denen die meisten Babys mit der Flasche ernährt wurden. Jüngere Untersuchungen haben gezeigt, daß gestillte Babys in den ersten vier Lebensmonaten langsamer als Flaschenkinder zunehmen können. Sie werden auch später meist schlanker bleiben als Säuglinge, die mit künstlicher Babynahrung gefüttert werden.

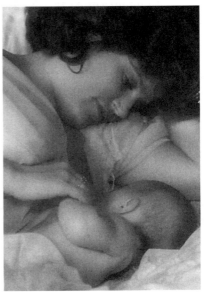

Babynahrung zuzufüttern ist selten die richtige Antwort auf Probleme mit der Gewichtszunahme und kann leicht zu einem Ende der Stillzeit führen. Wenn dies der einzige Rat ist, den Ihnen Ihr Arzt anbietet, hören Sie sich um und holen Sie einen besseren Rat ein. Rufen Sie eine Beraterin der LA LECHE LIGA an; sie wird Ihnen gerne helfen weiterzustillen, wenn es das ist, was Sie möchten.

Wenn Sie Grund haben zu glauben, daß Ihr Baby vielleicht nicht genug Milch bekommt, schauen Sie seinen Stillrhythmus genau an. Trinkt es in 24 Stunden weniger als acht- bis zwölfmal an der Brust? Schläft es lange Zeiten am Tag, ohne zum Stillen aufzuwachen? Trinkt es nur wenige Minuten bei einer Mahlzeit? Hören Sie, daß es mindestens fünf bis zehn Minuten an jeder Brust bei allen Mahlzeiten schluckt? Hat es die Brust gut erfaßt und saugt es wirkungsvoll? (Mehr darüber finden Sie im 4. Kapitel.)

Einige einfache Veränderungen im Stillverhalten können oft die Gewichtszunahme eines Babys verbessern. Bieten Sie Ihrem Kind die Brust häufiger an. Verwenden Sie keine Schnuller – lassen Sie das Baby ausschließlich an der Brust saugen. Wenn nötig, wechseln Sie die Seiten mehrmals pro Mahlzeit. Halten Sie das Baby wach und ermutigen Sie es, länger an der Brust zu trinken. Wenn es aktiv saugt, erlauben Sie ihm, diese Seite leerzutrinken und die ganze fettreiche Milch von dieser Brust zu bekommen, bevor Sie es an der anderen Seite anlegen.

Ein Baby, das langsam zunimmt, kann das Selbstvertrauen einer Mutter untergraben. Es wird sehr leicht angenommen, daß irgend etwas bei Ihnen nicht stimmt. Vielleicht ist es auch nicht leicht herauszufinden, was zu tun ist, wenn Sie sich wegen Ihres Babys beunruhigt fühlen oder mit sich selber unzufrieden sind. Wenn Sie wegen der Gewichtszunahme Ihres Babys besorgt sind, sprechen Sie mit einer Beraterin der LA LECHE LIGA. Sie kann Ihnen bei der Entscheidung helfen, ob Sie sich darum bemühen müssen, die Stillgewohnheiten Ihres Babys zu verbessern, und macht Ihnen Vorschläge, was man tun könnte. Sie kann Ihnen auch die Unterstützung geben, die Sie brauchen, um sich zuversichtlich zu fühlen und Ihr Baby weiter zu stillen.

Die ersten Tage zu Hause

Die Verantwortung, die ein neugeborenes Baby mit sich bringt, ist überwältigend. Sie verläßt Sie nie, selbst wenn Sie beide getrennt sind. Die Verbindung ist besonders eng, da Sie für Ihr Kind nicht nur Trost und Betreuung sind, sondern es auch mit Ihrer Milch ernähren. Ein neugeborenes gestilltes Baby verändert das gesamte Leben in und außerhalb der eigenen vier Wände.

Ihre ersten Wochen nach der Entbindung gehen wahrscheinlich wie in einem Nebel von Stillen, Umziehen, Umhertragen und Wäsche waschen vorbei. Ein Neugeborenes zu versorgen nimmt den größten Teil Ihrer Zeit und Energie in Anspruch. In dieser Zeit dürfen Sie alles andere beiseite schieben. Sie dürfen Ihre Mitmenschen um Hilfe bitten und wirklich jedes Angebot von Freunden und Verwandten annehmen, die Ihnen helfen wollen – mit einer Ausnahme. Ihre Helfer können Ihr Haus putzen, Ihnen die Mahlzeiten bringen oder die Windeln zusammenlegen, aber um Ihr Baby sollten nur Sie selbst sich kümmern.

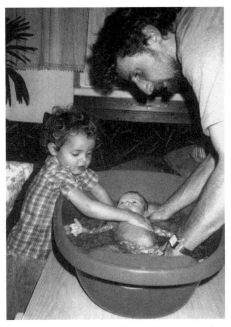

Dies ist die Zeit, um Ihr Baby kennenzulernen und Sie sind diejenige, die am besten weiß, was dieses Kind braucht. Einfühlsame Helfer werden sich darauf konzentrieren, sich um Ihre Bedürfnisse (und auch um die des Vaters) zu kümmern und Ihnen den Luxus ermöglichen, unbeschwert und ohne Zeitdruck Ihr Neugeborenes kennenzulernen und es zu stillen.

Leider sind nicht alle Menschen in der Zeit nach der Geburt so feinfühlig, was die wirklichen Bedürfnisse der Mutter betrifft. Darüber hinaus ist es schwierig, dem besonderen Zauber eines Babys zu widerstehen. Sie bieten sich an, das Baby zu halten – ja sogar, ihm eine Flasche zu geben, damit Sie schlafen oder das Abendessen vorbereiten können. So ein Angebot jedoch hilft Ihnen nicht besonders, und Sie werden wahrscheinlich die Energie der so hilfsbereiten Person auf andere Aufgaben lenken müssen: »Danke für Dein Angebot, aber das Baby muß jetzt wirklich bei mir sein, so daß ich es stillen kann. Könntest Du etwas anderes für mich erledigen? Mir wäre es z.B. sehr wichtig, wenn das Geschirr gespült würde. Dann kannst Du das Baby halten, während es schläft, so daß ich mich duschen kann.«

Es gehört zwar zur Freude über ein Neugeborenes dazu, es jedem Besucher vorzuführen – erliegen Sie dennoch nicht der Versuchung, Ihre ganze Energie dafür einzusetzen, Ihre Gäste zu unterhalten, sie zu bewirten und nachher wieder aufzuräumen. Die meisten Menschen packen bereitwillig mit an, wenn man ihnen einige Hinweise gibt. Sie sind selbst einmal junge Eltern gewesen oder können zumindest erkennen, daß Sie etwas Unterstützung brauchen.

Zur Normalität zurückkehren

Die Aufregung über die Geburt läßt nach, Ihr Baby fängt an zu wachsen und sich zu verändern, und der Nebel der ersten Wochen lichtet sich. Bald werden Sie sich anfangen zu fragen, ob Sie jemals wieder alles schaffen? Wann wird das Leben wieder normal sein? Warum nimmt das Stillen so viel Zeit in Anspruch?

Ob Sie für einen kurzen Mutterschaftsurlaub Ihren Arbeitsplatz verlassen haben oder ob Sie planen, viele Monate lang den ganzen Tag Ihr Baby zu betreuen: es ist nicht immer einfach, sich daran zu gewöhnen, 24 Stunden lang zu Hause zu sein. In der Schwangerschaft haben Sie sich vielleicht vorgestellt, daß Sie die Wandschränke saubermachen, das Bad tapezieren oder viel Zeit für Ihre Hobbys haben, während das Baby ein Nickerchen macht oder Ihnen von seiner bequemen Kinderwippe aus zusieht. Die Wirklichkeit sieht ganz anders aus und das Einzige, was Sie vielleicht gerade noch schaffen, ist, die Tageszeitung zu lesen. Sie haben viel Zeit, sie anzusehen, während das Baby an der Brust trinkt.

Das Leben zu Hause ist ganz anders als der tägliche Berufsalltag. Es ist viel unberechenbarer, ohne festen Zeitplan, ohne systematische Belohnung, ohne Gehaltsüberweisung. Selbst die einfachste Hausarbeit kann Ihnen zu schwer erscheinen, wenn Sie versuchen, sie mit einem Baby im Arm anzupacken – einem Baby, welches Ihnen unmißverständlich zu verstehen gegeben hat, daß es nicht hingelegt werden möchte. Erfahrene Mütter und Großmütter, die an ihre Zeiten als junge Mütter zurückdenken, sind schnell bei der Hand, Sie daran zu erinnern, daß Sie Ihr Baby genießen sollten, solange es geht, weil »sie so schnell groß werden«. Das mag stimmen, aber manche Tage scheinen endlos zu sein.

Wie bewältigen Sie diesen Jonglierakt: die Hausarbeit, die Zeit mit Ihrem Mann und den älteren Kindern, die Dinge, die Sie für sich selbst tun möchten, und die Bedürfnisse Ihres Babys nach Stillen und Pflege, all dies miteinander zu vereinbaren?

Als allererstes sollten Sie Ihre Prioritäten ordnen: zuerst die Menschen, dann die Dinge. Babys und kleine Kinder können nicht warten; Erwachsene können es notfalls. Erinnern Sie sich an diese beiden Grundsätze, dann wird es leichter sein zu entscheiden, was zuerst getan werden soll – überdies wissen Sie, daß Sie ohnehin nicht alles gleichzeitig erledigen können.

Als zweites schrauben Sie Ihre Ansprüche herunter: einfache Mahlzeiten, saubere Wäsche (kein Bügeln) und eine Umgebung, die so ordentlich ist, daß sie sicher ist, aber längst nicht so perfekt, wie sie auf Photos für Zeitschriften wie »Schöner Wohnen« abgebildet ist. Sie werden Zeit haben, viel Aufhebens um diese Dinge zu machen, wenn Ihre Kinder größer werden (wirklich!). Räumen Sie unnötige Staubfänger weg. Benutzen Sie Kochbücher mit schnellen Gerichten. Lassen Sie sich die Haare so schneiden, daß Sie sie nur durchkämmen müssen. Tragen Sie Kleider aus pflegeleichten Geweben oder Strickwaren.

Drittens: seien Sie einfallsreich bei Ihrer Planung. Es geht alles! Kochen Sie das Mittagessen am Morgen, bevor das Baby aufwacht, und wärmen Sie es zur Essenszeit auf. Bereiten Sie genug zu, so daß die Reste für mehrere Mahlzeiten reichen. Falten Sie die Wäsche, während Sie telefonieren. Setzen Sie Ihr Baby in den Tragesack, während Sie aufräumen und staubsaugen. Ihr Kind wird zumindest zufrieden sein, daß es bei Ihnen ist; wenn Sie Glück haben, werden die Bewegungen und die Geräusche es einschlafen lassen. Laden Sie die

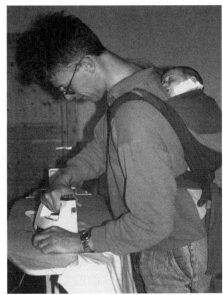

Oma oder einen anderen Helfer zu sich ein, wenn Sie eine wirklich größere Aufgabe erledigen müssen; sie oder er kann das Baby halten und mit ihm spielen, während Sie arbeiten, und mit der Arbeit fortfahren, wenn Sie sie zum Stillen unterbrechen. Nehmen Sie sich kleine Aufgaben vor: heute einen Küchenschrank saubermachen, nächste Woche den anderen; basteln Sie nur kleine Geburtstagsgeschenke; lesen Sie Kurzgeschichten oder probieren Sie eine neue Zeitschrift aus.

Wenn Sie kleine Kinder haben, sollten Sie offen und ehrlich sein, was Ihre Grenzen betrifft. Viele Menschen, der Ehemann miteingeschlossen, bemerken nicht, daß die Versorgung eines Babys rund um die Uhr einer vollen Berufstätigkeit gleichkommt. Gewinnen Sie die Unterstützung Ihres Partners, während Sie gemeinsam einen neuen Lebensstil für Ihre Familie entwickeln.

Vom Stillen überwältigt

Wenn Sie die Mutter eines kleinen, vollkommen abhängigen und sehr anspruchsvollen Wesens sind, können Sie sich selbst zeitweise aus den Augen verlieren, weil Sie von den Bedürfnissen Ihres Babys überwältigt werden. Dies kann ein anstrengender Lebensabschnitt sein und manchmal sieht es so aus, als sei das Stillen ein Teil des Problems. Wenn Sie aber nun erwägen, Ihr Baby abzustillen oder ihm regelmäßig die Flasche zu geben, lassen Sie sich das Ganze noch einmal durch den Kopf gehen. Was erhoffen Sie sich vom Abstillen? Das Bedürfnis Ihres Babys, bei Ihnen im Arm zu liegen, wird dadurch nicht kleiner, und Ihr Baby wird dadurch auch nicht weniger anspruchsvoll. Das Abstillen wird seinen Wunsch nicht verringern, bei Ihnen zu sein, und es wird deswegen nicht die Nacht durchschlafen. Der Wechsel zur Babynahrung wird das Leben in vielerlei Hinsicht schwerer machen, und Sie werden die Leichtigkeit und die Einfachheit vermissen, mit der Sie Ihr Baby an der Brust trösten. Müdigkeit ist normal bei Müttern mit Säuglingen, ganz gleich, wie sie ihre Babys füttern.

Wenn Sie sich durch Ihre Mutterschaft unruhig, teilnahmslos oder ausgebrannt fühlen, richten Sie Ihr Augenmerk auf Ihre eigenen Bedürfnisse. Was können Sie für sich tun, damit Sie sich besser fühlen? Müßten

Sie öfter aus dem Haus? Brauchen Sie andere Erwachsene, mit denen Sie tagsüber reden können? Fehlen Ihnen sportliche Aktivitäten oder neue Kleider, die Ihrer Figur nach der Entbindung schmeicheln? Brauchen Sie mehr Unterstützung durch Ihren Partner oder Ihre Freunde? Es ist nicht zu schwierig, diese Probleme zu lösen. Wenn Sie sich selbst etwas Aufmerksamkeit schenken, wird sich oft Ihre Einstellung zum Mutterdasein und Ihr Umgang mit den Bedürfnissen Ihres Babys verbessern.

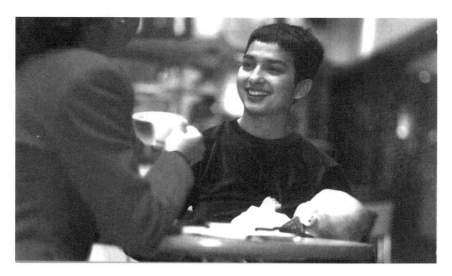

Mit dem Baby ausgehen

Wenn Sie irgendwohin gehen oder jemanden besuchen müssen, tun Sie es. Gestillte Babys kann man leicht mitnehmen – packen Sie einfach ein paar Windeln ein und gehen Sie los.

Aber Halt! Was passiert, wenn Sie Ihr Baby anlegen müssen, wenn Sie unterwegs sind? Was machen Sie dann?

Frauen zögern manchmal, außerhalb der eigenen vier Wände ihr Baby zu stillen, auf öffentlichen Plätzen oder in Gegenwart von Menschen, die nicht zu der unmittelbaren Familie gehören. Sie haben das noch nie bei jemandem anderen gesehen und wenn, dann haben sie oft das Gefühl, daß sie selbst »einfach nicht der Typ dafür« sind. Oder Ihnen fallen immer wieder blitzartig die Geschichten über stillende Mütter ein, die gebeten wurden, das Restaurant oder Kaufhaus zu verlassen. Solche Vorfälle sind selten, aber sie können in der Erinnerung der jungen Mütter von großer Bedeutung sein.

Das Wichtigste dabei ist, die Bedürfnisse Ihres Babys zu befriedigen. Gestillte Babys brauchen häufige Mahlzeiten und es kann sehr schwierig sein, eine Reihe von Besorgungen oder Aktivitäten – einen Nachmittag im Park oder einen Abend außer Haus mit Ihrem Partner – in die kurze Zeitspanne zwischen den Mahlzeiten einzubauen. Es ist viel leichter, das Baby mitzunehmen, um es jederzeit stillen zu können. Wenn Sie Ihr Baby unauffällig stillen, brauchen Sie sich keine Sorgen über mißbilligende Blicke zu machen. Ihr Baby wird glücklich und ruhig sein, und wenn Ihre Umgebung es tatsächlich merkt, können Sie stolz auf Ihre Entscheidung sein, das Beste für Ihr Baby zu tun.

Unauffällig zu stillen, so daß die Brust nicht entblößt ist, ist eine Kunst, die die richtige Bekleidung und einige Übung erfordert. Versuchen Sie es zu Hause vor einem Spiegel oder bitten Sie Ihren Partner oder eine Freundin um eine kritische Beurteilung. Zweiteiler, bei denen das Oberteil lose herunterhängt und nicht an der Taille befestigt ist, sind am besten. Sie können die Bluse oder den Pullover hochschieben, so daß das Baby die Brustwarze erreicht. Wenn die Bluse Knöpfe hat, knöpfen Sie sie von der Taille aus auf. Das Baby bedeckt Ihre Körpermitte und das Oberteil umhüllt den Busen. Oder legen Sie ein Tuch über den Kopf des Babys, Ihre Brust und über Ihre Schulter für noch besseren Sichtschutz. Tragetücher sind ideal für unauffälliges Stillen; sie helfen, das Baby zu stützen und Sie können den Stoff über die Brust ziehen, während es trinkt.

Wohin gehen Sie zum Stillen in einer Einkaufsstraße? Es gibt mehrere Möglichkeiten. Einige Toiletten haben Vorräume mit bequemen Sitzgelegenheiten. Diese Einrichtungen werden jedoch oft von Zigarettenrauchern benutzt, so daß sie nicht immer der beste Ort für Babys oder sehr angenehm für die Mütter sind. Wenn das Geschäft nicht sehr voll ist, können Sie sich vielleicht in eine Umkleidekabine zurückziehen. Eine bequeme Bank entlang eines Gehweges eignet sich auch gut. Oder legen Sie eine Pause in einem Schnellimbiß oder einem Café ein, um etwas zu trinken oder eine Kleinigkeit zu essen und stillen Sie das Baby am Tisch. Der Tisch selbst wird Ihnen eine gewisse Privatsphäre bieten; Sie könnten sich auch mit dem Rücken zu dem übrigen Raum setzen. Jetzt ist eine günstige Zeit, das Essengehen zu genießen; es wird schwieriger, wenn aus Ihrem Baby ein Kleinkind geworden ist.

Mit Kritik umgehen

Die Art und Weise der Kinderpflege hat sich im letzten Jahrhundert häufig geändert. Vor einer Generation war das Stillen aus der Mode gekommen und folglich wissen viele Leute, die Ihnen frei heraus einen Ratschlag zur Kinderpflege geben, nicht sehr viel darüber. Vielleicht fühlen sie sich sehr unbehaglich bei dem Gedanken, man könne ein Kind an der Mutterbrust ernähren. Ihre Unwissenheit und ihre Abwehr gegen das Stillen äußern sich dann eben bei Ihnen als Kritik.

Die Wogen der Erregung schlagen hoch, wenn Fragen zur Kinderpflege zur Diskussion stehen, und es kann schwierig sein, Kritik zu tolerieren, wenn Sie eine junge Mutter sind und eigentlich Zustimmung bräuchten. Allein schon das Verständnis dafür, woher die Einstellungen und Gedanken der anderen stammen, kann manchmal helfen, die Kritik zu entschärfen (zumindest in der eigenen Vorstellung). Die Mütter und Schwiegermütter, die sich vor 30 Jahren gegen das Stillen entschieden haben (oder es versuchten und wenig erfolgreich waren), mögen zwiespältige Gefühle in bezug auf das Stillen haben, was sich wiederum in ihren Kommentaren Ihnen gegenüber niederschlägt. Sie glauben wahrscheinlich, daß die Muttermilch nicht ausreicht oder daß »Frauen in unserer Familie nicht genug Milch haben«. Vielleicht sind sie auch unbewußt traurig, weil sie selbst nicht stillen konnten. Sie über die Vorteile und Zusammenhänge des Stillens aufzuklären, kann dazu beitragen, sie zu überzeugen. Versichern Sie diesen kritisierenden Frauen, Sie hätten keine Zweifel daran, daß sie für ihre eigenen Kinder gewiß das Beste getan haben. Genauso versuchen ja auch Sie auf Grund Ihres eigenen Urteils, das Bestmögliche für Ihr Kind zu tun. Manchmal ist das Eingeständnis, daß man nicht einer Meinung ist, die einzige Möglichkeit, mit Kritik umzugehen. Dann wendet man sich einem anderen Thema zu, über das es sich leichter reden läßt.

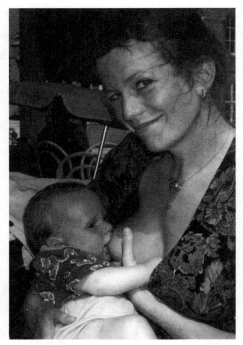

Gelegentlich müssen Sie sich mit der Tatsache anfreunden, daß es Menschen gibt, die niemals die Dinge so sehen werden wie Sie. Sie werden ihre Meinung nicht ändern, auch wenn Sie ihnen noch so viele stichhaltige Entgegnungen liefern. Natürlich sollten Sie sich nicht gerade an diese Menschen wenden, wenn Sie verständnisvolle Zuhörer brauchen, weil Ihr Baby während eines Wachstumsschubes ununterbrochen an der Brust trinkt oder häufig in der Nacht zum Stillen aufwacht. Wenn Sie Probleme mit dem Stillen haben, ist es am besten, sie mit jemandem zu besprechen, der es versteht, daß Sie weiterstillen möchten, selbst wenn es zeitweise schwierig ist. Wenn Sie wegen des Stillens von Ihrer Familie oder Ihren Freunden viel kritisiert werden, besuchen Sie eine Stillgruppe der LA LECHE LIGA. Dort können Sie offen über alle Probleme reden, ohne daß Ihnen jemand »das Fläschchen« als Antwort anbietet.

Auf sich selbst achten

Wenn Ihr Baby klein und ganz von Ihnen abhängig ist, sollten Sie besonders gut auf sich selbst achten. Wenn Sie sich gut fühlen, können Sie Ihr Baby auch besser versorgen.

Die Ernährung der stillenden Mutter

Sie müssen nicht perfekt ausgeklügelte Mahlzeiten essen oder irgendwelche komplizierten Diätregeln befolgen, um genügend Milch für Ihr Kind zu produzieren. In der ganzen Welt haben die Frauen genug Milch für ihre Babys, wobei sich die einen kaum ausreichend und die anderen überreichlich ernähren. Die Qualität der Muttermilch ist bemerkenswert gleichbleibend, trotz der Unterschiede in den Eßgewohnheiten der Mütter. Obwohl eine ständige Ernährung mit minderwertigen Nahrungsmitteln oder Süßigkeiten niemandem gut bekommt, beeinträchtigt sie nicht ernsthaft den Nährwert der Muttermilch.

Sie werden vermutlich feststellen, daß Sie beim Stillen etwas mehr essen können als vor Ihrer Schwangerschaft, ohne daß Sie sich Sorgen wegen einer Gewichtszunahme machen müssen. Eine Ernährung, die viel Obst, Gemüse und komplexe Kohlehydrate enthält (Vollkornbrot und Getreide, Nudeln, Reis und Bohnen), wird Ihnen die nötige Kraft geben, den Tag zu überstehen. Essen Sie zwischendurch gesunde, vollwertige Nahrungsmittel und trinken Sie Wasser oder Obstsaft statt süßer Erfrischungsgetränke oder Kaffee.

Sie brauchen nicht ganz auf Schokolade, Kaffee oder auf ein gelegentliches Glas Wein zu verzichten, nur weil Sie stillen. Die meisten stillenden Mütter können essen, was sie wollen, ohne daß sich dies auf ihre Babys auswirkt. Die Mahnungen, prinzipiell auf Kohl, Brokkoli, Schokolade oder andere Nahrungsmittel zu verzichten, sind reine Ammenmärchen.

Manchmal allerdings verträgt ein Baby ein bestimmtes Nahrungsmittel nicht, vielleicht, weil in seiner Familie Allergien vorkommen. Ständiges Wundsein oder unerklärliche Unruhe verschwinden in manchen Fällen, wenn die Mutter auf Milchprodukte, Eier oder ein anderes Lebensmittel in ihrer Ernährung verzichtet.

Obwohl es derzeit einige widersprüchliche Meinungen über die Wirkung von Alkohol auf gestillte Babys gibt, hat sich ein leichter bis mäßiger Alkoholgenuß – ein Glas Wein zum Abendessen oder ab und zu ein Glas Bier – nicht als schädlich erwiesen. Größere Mengen jedoch können den Milchspendereflex stören. Selbst ein kleiner Schwips wird Ihre Fähigkeit beeinträchtigen, sich auf Ihr Baby einzustimmen und sich um seine Bedürfnisse zu kümmern.

Abnehmen während der Stillzeit

Sie brauchen nicht zu warten, bis sich Ihr Baby abstillt, um die zusätzlichen Pfunde loszuwerden, die Sie in (oder vor) der Schwangerschaft zugenommen haben. Manche Frauen stellen fest, daß sie beim Stillen langsam abnehmen, ohne die Kalorienzufuhr zu verringern, weil das Stillen dem Körper zusätzliche Energie abverlangt. Haben Sie Geduld – stillende Mütter nehmen meistens ab, wenn ihre Babys drei bis sechs Monate alt sind.

Selbst wenn Sie von sich aus etwas unternehmen möchten, um das Gewicht loszuwerden – oder um schneller abzunehmen –, empfiehlt es sich nicht, beim Stillen eine radikale Abmagerungskur zu beginnen. Eine plötzliche Verringerung Ihrer Kalorienzufuhr setzt die Fettreserven in Ihrem Körper frei, was zu einem Anstieg der Umweltschadstoffe in Ihrer Milch führen kann. Sie werden davon auch eher müde und sind weniger imstande, mit einem anspruchsvollen Säugling fertigzuwerden. Statt dessen sollten Sie versuchen, den Fettanteil in Ihrer Ernährung einzuschränken.

Lassen Sie z. B. die Butter auf dem Brot weg, verwenden Sie fettfreie Salatsoßen, entfernen Sie die Haut vom Hähnchen. Treiben Sie täglich etwas Sport; legen Sie das Baby in einen Tragesack oder einen Sportwagen und gehen Sie 30 bis 40 Minuten spazieren. Sie können auf diese Weise leicht und gefahrlos ein bis zwei Pfund pro Monat abnehmen und haben trotzdem nie das Gefühl, daß Ihnen etwas entgeht.

Rauchen und Drogen

Der Zigarettenrauch der Eltern ist gefährlich für Babys und Kinder. Untersuchungen haben gezeigt, daß Kinder von Rauchern häufiger erkältet sind und eher Atemwegsinfekte haben. Sie können weiterstillen, selbst wenn Sie rauchen, aber es ist sinnvoll, Ihren Konsum einzuschränken. Starkes Rauchen kann sich auf Ihre Milchmenge auswirken, so daß Ihr Baby langsamer zunimmt. Das Nikotin aus den Zigaretten geht in die Muttermilch über, obwohl die Werte niedrig sind. Wenn Sie nur eine oder zwei Zigaretten pro Tag rauchen, wird das Nikotin vermutlich Ihrem Baby nicht schaden. Versuchen Sie auf jeden Fall, in der Nähe Ihres Babys nicht zu rauchen.

Stillende Mütter sollten keine halluzinogenen Drogen wie Kokain oder Marihuana nehmen. Kokain ist bis zu sechzig Stunden nach der Einnahme in der Muttermilch nachweisbar und kann eine Kokainvergiftung beim gestillten Baby hervorrufen. Der Bestandteil des Marihuanas, der die Rauschwirkung hervorruft, das THC, ist in der Milch konzentriert, bleibt dort noch mehrere Tage, nachdem es die Mutter geraucht hat, und kann im Urin und Stuhl des Babys nachgewiesen werden. Genau wie bei einem Alkoholrausch beeinträchtigen diese und andere Drogen das Vermögen einer Mutter, für ihren Säugling zu sorgen.

Medikamente

Ihr Arzt muß unbedingt wissen, daß Sie stillen, wenn er Ihnen etwas verschreibt. Die meisten Medikamente schaden weder den stillenden Müttern noch den Babys, obwohl sich nicht alle Ärzte darüber im klaren sind – besonders solche, die selten stillende Mütter behandeln. Manchmal kennt der Kinderarzt besser die Auswirkungen der Medikamente auf ein gestilltes Baby als der Arzt, der Sie selbst behandelt. Schlagen Sie vor, daß Ihr Arzt mit dem Kinderarzt das richtige Medikament bespricht. Wenn Ihnen geraten wird, Ihr Baby abzustillen, um ein Medikament einzunehmen, sagen Sie Ihrem Arzt, daß das Weiterstillen sehr wichtig für Sie sei. Oftmals kann er Ihnen ein anderes Medikament verschreiben oder aber weitere Nachforschungen ergeben, daß sich die Behandlung nicht auf das Stillen auswirkt. Die LA LECHE LIGA-Beraterin oder eine Laktationsberaterin hat auch Telefonnummern von öffentlichen Stellen, die Informationen über die Wirkung von Medikamenten beim Stillen weitergeben.

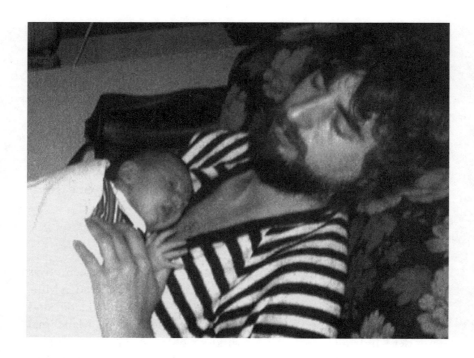

Väter und ihre Gefühle

Auch Väter haben oft Fragen zum Stillen. Deshalb ist es hilfreich für die Mütter, ihrem Partner darüber zu berichten, was sie lernen. Wenn sie die Vorteile kennen, werden die Väter eher verstehen, daß sich die kleine zusätzliche Mühe beim Stillen lohnt. Die Erkenntnis, daß es möglich ist, ein Baby in der Öffentlichkeit zu stillen, ohne die Brust zu entblößen, wird sie auch von dieser oft geäußerten Sorge befreien. Andere Bedenken bestehen darin, ob das Stillen nach Bedarf das Baby »verwöhne« und wie sich Stillen auf die gemeinsame Zeit des Paares und ihre sexuellen Beziehungen auswirkt. Es ermöglicht den Eltern, diese Probleme gemeinsam zu bewältigen, wenn sie offen miteinander reden – vielleicht sogar, bevor sie überhaupt auftauchen. Nur so können die Bedürfnisse eines jeden befriedigt werden.

Viele Männer erkennen nicht, daß der Vater für ein erfolgreiches Stillen absolut wichtig ist. Die gefühlsmäßige Unterstützung durch den Part-

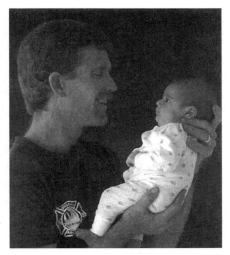

ner kann dazu beitragen, daß eine Frau als Mutter zuversichtlicher wird und Schwierigkeiten überwindet, auf die sie vielleicht beim Stillen stößt. Man mag es für überflüssig halten, jemandem zu sagen »Ich weiß, daß Du es schaffst«, »Du bist so wichtig für unser Baby« oder »Ich bin stolz, daß Du stillst«, aber aufrichtig gemeinte Sätze dieser Art prägen sich einer jungen Mutter tief ein und sie wird sich ihr Leben lang daran erinnern. Auf die Bedürfnisse der Mutter zu achten, während sie stillt, ist eine der Möglichkeiten für den Vater, seine Liebe zu seiner Frau und seinem Kind zu zeigen. Kissen zurechtzulegen, ein Glas Wasser oder eine Kleinigkeit zum Essen zu holen, den Rücken zu massieren, mit einem älteren Kind zu spielen oder einfach dabeizusitzen und ruhig zu reden, während das Baby an der Brust trinkt – all dies trägt dazu bei, daß sich eine Mutter geliebt und liebenswert fühlt. Sowohl der Vater als auch das Baby werden davon profitieren.

Genau wie die Mütter brauchen auch die Väter Zeit, um ihre Babys kennenzulernen. Obwohl die Mutter ausschließlich für die Ernährung des Säuglings zuständig ist, bleiben noch viele Pflichten für den Vater übrig, der sich einbeziehen lassen will. Das Baden, Aufstoßen lassen, Spazierengehen, Beruhigen und Liebkosen, bis das Baby schläft: dies alles sind lohnende Tätigkeiten. Väter können sich an ihren Kindern freuen, auch ohne ihnen eine Flasche zu geben! Wenn die Zeit verstreicht und die Babys nicht mehr nur versorgt und getröstet, sondern angeregt und unterhalten werden wollen, sind es vor allem die Väter, an denen die Kinder einfach viel Spaß haben.

Ihr Sexualleben

Die richtige Zeit für die Liebe nach der Entbindung zu finden ist nicht immer leicht. Die Versorgung eines Babys kostet viel Zeit und Kraft, und das sexuelle Verlangen kann leicht durch die Erschöpfung schwächer werden. Die Beziehung eines Paares wird durch ein Baby verändert, und die sexuellen Beziehungen können darunter leiden, wenn sich sowohl der Vater als auch die Mutter an die neuen Tagesabläufe und Prioriäten anpassen. Es ist wichtig, über diese Veränderungen zu reden und zu versuchen, die Romantik in der Beziehung lebendig zu erhalten. Ihr Liebesleben mag vielleicht nicht mehr so spontan sein wie früher – Sie werden wahrscheinlich vorausplanen, sich davonstehlen oder bereit sein müssen, eine Pause einzulegen, wenn das Baby aufwacht. Aber trotz dieser Schwierigkeiten kann der Geschlechtsverkehr nach der Geburt eine neue Intensität bekommen, wenn die Wärme und Zärtlichkeit, die die Eltern ihrem Kind gegenüber empfinden, in ihre Gefühle füreinander miteinfließen.

Das Stillen wirkt sich auf die sexuelle Reaktion einer Frau aus. Dasselbe Hormon, das den Milchspendereflex regelt, das Oxytoxin, wird bei der Erregung freigesetzt, so daß bei stillenden Müttern während des Geschlechtsverkehrs Milch auslaufen kann. Durch Druck auf die Brustwarze können Sie das Auslaufen unterbinden. Eine andere Möglichkeit besteht darin, ein Handtuch griffbereit hinzulegen. Falls Ihnen das Auslaufen unangenehm ist, können Sie es verringern, indem Sie das Baby vorher anlegen oder etwas Milch ausstreichen.

Stillende Mütter mögen auch gelegentlich eine trockene Scheide und ein unangenehmes Gefühl beim Geschlechtsverkehr wahrnehmen. Dies hängt mit dem Hormonspiegel beim Stillen zusammen; es bedeutet nicht, daß Sie keine Freude an den Liebkosungen Ihres Partners haben. Ein längeres Vorspiel oder die Verwendung eines Gleitmittels können Abhilfe schaffen. Der Hormonspiegel trägt auch manchmal dazu bei, daß das sexuelle Interesse bei einigen stillenden Frauen abnimmt. Dies ist nur ein vorübergehender Zustand, der sich oft bessert, wenn die Frau wieder ihre Periode bekommt.

Die Monatszyklen und die Fruchtbarkeit

Das Stillen unterdrückt den Eisprung und die Regelblutung. Darum ist es unwahrscheinlich, daß eine Frau sofort wieder schwanger wird. Stillen ist kein absolut sicheres Verhütungsmittel, dennoch haben jüngste Untersuchungen gezeigt, daß in den ersten sechs Monaten nach der Entbindung nur zwei Prozent der Frauen schwanger wurden, die ausschließlich stillten und keine Periode hatten. Dies ist eine gute Quote verglichen mit vielen künstlichen Methoden der Empfängnisverhütung. »Ausschließlich stillen« bedeutet, daß das Baby nur mit der Brust ernährt wird. Das Baby wird häufig gestillt, auch in der Nacht, bekommt keine Flasche und befriedigt auch sein Saugbedürfnis nur an der Brust, d. h. es bekommt keinen Schnuller.

Wenn das Baby älter als sechs Monate ist, zwischen den Mahlzeiten längere Pausen einlegt und länger in der Nacht schläft, steigt die Wahrscheinlichkeit, daß Sie wieder schwanger werden könnten, selbst wenn Ihre Periode noch nicht wieder eingesetzt hat. Einige Frauen haben einen Eisprung, ohne vorher durch eine erste Regelblutung gewarnt worden zu sein. Dies ist besonders der Fall, wenn das Baby älter wird, mit fester Kost anfängt oder mitten im Abstillen ist. Wenn Ihre Periode wieder eingesetzt hat, sollten Sie annehmen, daß Sie wieder fruchtbar sind und Vorkehrungen treffen, wenn Sie nicht wieder schwanger werden möchten.

Nicht-hormonelle Empfängnismethoden haben keine Auswirkung auf das Stillen; dazu zählen das Diaphragma, Scheidenpessare, Kondome, spermienabtötende Zäpfchen und die Kupferspirale. Orale Kombinationspräparate zur Verhütung können stillenden Müttern Probleme bereiten. Das Östrogen kann die Milchmenge der Mutter verringern, die Zusammensetzung der Milch verändern und das Wachstum des Säuglings beeinträchtigen. Diese Wirkungen wurden nicht nachgewiesen bei der Minipille, die nur Progesteron enthält, oder bei Progesteronspritzen bzw. -implantaten. Bei allen Formen von hormonellen Verhütungsmethoden gehen kleine Mengen an künstlich hergestellten Hormonen in die Muttermilch über, und einige Fachleute haben ihre Bedenken wegen möglicher langfristiger Nebenwirkungen auf das Baby geäußert. Diese Problematik besprechen Sie am besten mit Ihrem Arzt.

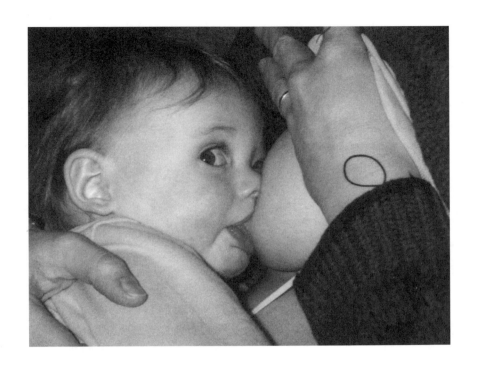

6. Kapitel

Ausblick

Babys verändern sich täglich

Neuerworbene Fertigkeiten ersetzen Reflexe, das Krähen und Lächeln ersetzen den Blick aus weit geöffneten Augen, mit dem Neugeborene am Anfang ihre Eltern ansehen. Größere Babys zappeln schon in Erwartung der Stillzeit, und sie unterbrechen manchmal die Mahlzeit für einen Moment, um die Mutter anzulächeln, als wollten sie sagen »Oh, das schmeckt sooo gut!«. Obwohl manche Mütter in den ersten Wochen ihre Schwierigkeiten mit dem Stillen haben mögen, entdecken sie oft, daß es im Laufe der Zeit lohnender – und einfacher – wird.

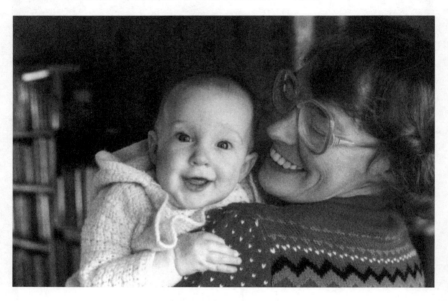

Die Bedürfnisse des Babys verändern sich, wenn es größer wird. Zwar müssen vielleicht auch ältere Babys immer noch häufig gestillt werden, aber doch seltener als Neugeborene. Es wird unruhige Zeiten geben, wie z. B. am späten Nachmittag oder frühen Abend, wenn es so aussieht, als tränken sie ständig an der Brust. Aber zu anderen Gelegenheiten werden ältere Babys sicher so damit beschäftigt sein, mit dem Papa zu spielen, ihre Zehen zu entdecken oder zu beobachten, wie die Regale im Lebensmittelgeschäft vorbeiziehen, so daß sie das Essen vergessen, zumindest für eine kleine Weile.

Einige Babys sind so an ihrer Umwelt interessiert, daß es schwierig ist, sie zur Ruhe zu bringen und zu stillen. Es kann hilfreich sein, sie gelegentlich an einem ruhigen, schwach beleuchteten Ort anzulegen. Vielleicht wollen die Babys, die am Tag wenig Interesse am Stillen zeigen, in der Nacht häufiger trinken.

Wenn das Interesse am Stillen nachläßt

Ein Baby stillt sich selten ohne irgendeine Unterstützung von der Mutter ab, wenn es noch nicht ein Jahr alt sind. Wenn ein jüngeres Baby das Interesse zu verlieren scheint oder sich weigert, an der Brust zu trinken, könnte es andere Gründe dafür geben als die Bereitschaft zum Abstillen. Eine verstopfte Nase erschwert das Atmen beim Stillen; vielleicht ist deshalb ein erkältetes Baby an der Brust unruhig oder verkürzt die Stillzeiten. Ihr Arzt kann Ihrem Kind ein mildes abschwellendes Mittel für die Nase verschreiben oder aber Sie entfernen den Schleim aus der Nase des Babys mit einer Nasenpipette. Ein Baby mit einer Ohrenentzündung will während der Mahlzeiten vielleicht nicht auf der Seite liegen, weil es weh tut. Wenn Sie vermuten, daß Ihr Kind Probleme mit den Ohren hat, konsultieren Sie einen Arzt. Manche Babys verändern ihren Stillrhythmus, wenn sie zahnen oder wenn ihr Mund aus einem anderen Grund wund ist.

Häufiges Zufüttern ist eine Hauptursache für fehlendes Interesse am Stillen. Es ist möglich, daß Babys, die regelmäßig die Flasche bekommen, diese mit der Zeit vorziehen – oder zumindest erwarten, daß die Brust wie eine Flasche funktioniert. Sie sind vielleicht unzufrieden, weil sie warten müssen, bis bei der Mutter der Milchspendereflex einsetzt. Wenn Flaschennahrung die Stillmahlzeiten ersetzt und das Baby weniger an der Brust trinkt, geht das Milchangebot der Mutter zurück, was sie wiederum dazu veranlaßt, ihrem Säugling noch mehr Flaschen anzubieten. Bald sind die Mutter und das Baby mitten im Abstillen, obwohl die Mutter dies ursprünglich so nicht geplant hatte.

Es ist möglich, Ihr Milchangebot wieder zu steigern, wenn Sie das Zufüttern allmählich reduzieren. Je mehr Ihr Baby bei Ihnen trinkt, um so mehr Milch werden Sie haben. Bieten Sie ihm die Brust an, bevor Sie ihm die Flasche geben. Lassen Sie Ihr Baby zum Trost bei Ihnen saugen, selbst wenn Sie denken, daß es noch nicht wieder hungrig ist. Planen Sie einige Tage ein, in denen Sie viel Zeit damit verbringen, Ihr Baby anzulegen, mit ihm zu kuscheln, es zu halten und umherzutragen. Wenn Ihre Milchmenge zunimmt, wird Ihr Baby weniger Fertignahrung aus der Flasche trinken und Sie können die Flaschenmahlzeiten eine nach der anderen ausfallen lassen.

Wenn Ihr Baby regelmäßig mit der Flasche gefüttert werden muß, weil Sie berufstätig und daher von ihm getrennt sind, wird häufiges Anlegen in der Zeit Ihres Zusammenseins dazu beitragen, sein Interesse am Stillen wachzuhalten. Direkter Hautkontakt und häufiges Zusammensein mit der Mutter erzielen die gleiche Wirkung.

Stillstreik

Wenn ein Baby, das gut an der Brust getrunken hat, diese plötzlich völlig verweigert, spricht man von Stillstreik. Dies kann eine enttäuschende, unglückliche Zeit sowohl für die Mutter als auch das Baby sein. Die Gründe für einen Stillstreik sind so unterschiedlich wie die daran beteiligten Babys. Sie erfahren vielleicht nie, warum Ihr Baby nicht trinken will. Aber mit Beharrlichkeit und Geduld seitens der Mutter werden die meisten Babys in zwei bis vier Tagen wieder anfangen, an der Brust zu trinken. Schenken Sie Ihrem Baby viel Aufmerksamkeit und direkten Hautkontakt, so daß es sich daran erinnert, wie schön es ist, mit Ihnen zusammen zu sein. Bieten Sie Ihrem Kind die Brust an, wenn es ihm noch nicht ganz klar ist, daß Sie versuchen, es zu füttern – wenn es schläfrig oder gerade beim Aufwachen ist. Versuchen Sie es mit einer anderen Stillposition zu überlisten. Stillen Sie es in einem Schaukelstuhl oder beim Umhergehen; die Bewegung kann es von seinem Unwillen gegen das Stillen ablenken. Während der Zeit, in der es nicht an der Brust trinkt, werden Sie abpumpen oder Ihre Milch ausstreichen müssen, um Ihre Milchmenge aufrechtzuerhalten. Sie können die Milch dann Ihrem Baby mit einem Becher geben.

Wenn der Stillstreik weitergeht oder Ihr Baby sehr unruhig an der Brust ist, kann das Gefühl entstehen, als lehne es Sie ebenso wie Ihre Milch ab. Es fällt schwer, dieses Verhalten nicht persönlich zu nehmen.

Falls Sie einen Grund für seine Ablehnung der Brust finden, werden Sie leichter mit diesen Gefühlen fertig werden, aber oft gibt es gar keine Erklärung. Sollte Sie das Stillverhalten Ihres Babys verwirren oder bestürzen, rufen Sie eine Beraterin der La Leche Liga oder eine Laktationsberaterin an und sprechen Sie mit ihr darüber. Sie ist vielleicht in der Lage, Ihnen dabei zu helfen herauszufinden, was los ist, und kann Ihnen die Unterstützung geben, die Sie brauchen, um sich klar darüber zu werden, was zu tun ist.

Das Baby bekommt Zähne

Beim Baby kann das ganze Gebiß – Schneide-, Backen- und Eckzähne – durchbrechen, ohne daß seine Mutter irgend etwas beim Stillen fühlt. Die Zunge bedeckt die untere Zahnreihe während des Saugens. Die oberen Zähne hinterlassen vielleicht eine kleine Markierung oder eine Vertiefung an der Stelle, an der sie gegen den weichen Brustwarzenhof der Mutter gedrückt haben, was jedoch nicht weh tut. Es ist nicht notwendig, mit dem Stillen aufzuhören, wenn Ihr Baby Zähne bekommt. Einige Babys allerdings beißen ihre Mutter, besonders wenn ihre Zähne gerade erst durchgebrochen sind und sie sich nicht sicher sind, was sie damit tun sollen. Das Beißen geschieht wahrscheinlich gegen Ende einer Mahlzeit, wenn das Baby zum Trost saugt oder herumspielt.

Wenn Ihr Baby zuschnappt, während es dabei ist einzuschlafen, wird Ihre hauptsächliche Sorge darin bestehen, Ihre Brustwarze möglichst schmerzfrei aus seinem Mund herauszuziehen. Schieben Sie Ihren Zeigefinger zwischen seine Zahnleisten und legen ihn um Ihre Brustwarze, während Sie sie herausziehen. Der Finger schützt die Brustwarze, falls das Baby wieder zuschnappt und die Brust in seinem Mund festhalten will.

Wenn Babys zum ersten Mal beißen, müssen sie mit einer starken Reaktion Ihrerseits rechnen: »Autsch!« Dies reicht bei einigen aus, um sie davon zu überzeugen, es nicht wieder zu probieren. Andere werden weiter herumexperimentieren. Was Sie unternehmen, um Ihrem Baby beizubringen, daß es nicht wieder beißen soll, hängt von seinem Alter und seinem Wesen ab. Ein älteres Baby kann in der Lage sein zu verstehen, daß seine Mutter eine Mahlzeit sofort abbricht, wenn es sie beißt, und daß es eine Weile nicht mehr gestillt wird. Dies und dazu der plötzliche Schmerzensschrei der Mutter können für ein sensibles Baby zu viel sein, während ein jüngeres Baby den Zusammenhang zwischen seinem Tun und den Folgen vielleicht nicht versteht.

Sie können das Beißen verhindern, wenn Sie Ihr Baby gegen Ende der Stillmahlzeit genau beobachten. Sein Verhalten an der Brust, vielleicht auch ein bestimmter Glanz in seinen Augen, warnen Sie, daß es im Begriff ist zuzubeißen, und Sie können Ihr Kind von der Brust nehmen, bevor es die Gelegenheit dazu hat.

Mit fester Nahrung beginnen

Gestillte Babys brauchen keine feste Kost, bevor sie nicht ungefähr sechs Monate alt sind. Es gibt gute Gründe dafür, so lange so warten. Die festen Nahrungsmittel ersetzen allmählich die Milch in der Ernährung des Babys. Wenn es Getreideprodukte, Bananen und Karotten ißt, wird es weniger Hunger haben und weniger am Stillen interessiert sein. Trinkt es weniger an der Brust, wird Ihre Milchmenge zurückgehen und Ihr Baby kann das Interesse am Stillen früher verlieren, als Sie geplant hatten. Außerdem ist feste Kost nicht so nahrhaft wie Ihre Milch. Eine reichhaltige und abwechslungsreiche Ernährung ist notwendig, um Kindern und Erwachsenen alle die Nährstoffe zu liefern, die sie brauchen. Die begrenzte Auswahl an Nahrungsmitteln, die ein Baby zu sich nimmt, kann nicht an die vollwertige Ernährung durch die Muttermilch heranreichen. Das frühe Zufüttern ersetzt somit die Muttermilch durch weniger gehaltvolle Alternativen.

Allergien sind ein weiterer Grund, warum man warten sollte. Babys bekommen eher Allergien, wenn Sie zu früh mit fester Kost beginnen. Frühes Zufüttern kann auch zur Fettleibigkeit beitragen. Zu guter Letzt ist das Füttern von kleinen Babys mit fester Kost aus der Sicht der Mütter eine recht »unordentliche« Angelegenheit. Es geht viel leichter, wenn sie allein aufrecht sitzen können und nicht mehr automatisch alles Ungewohnte mit der Zunge aus dem Mund schieben.

Warum empfehlen einige Berater, darunter auch Ärzte, sogar noch vor dem 4. Lebensmonat mit fester Nahrung zu beginnen? Es gab eine Zeit, als Babys schon mit drei oder vier Wochen Brei als eine Art Absicherung gegen Ernährungsdefizite zu essen bekamen. Die Ärzte hielten es nicht für richtig, daß die Babys nur ein einziges Lebensmittel bekamen – die künstliche Babynahrung – die ihnen für eine lange Zeit alle benötigten Nährstoffe liefern sollte. Diese Befürchtung trifft bei gestillten Babys nicht zu, da sie alle Nährstoffe mit der Muttermilch bekommen. Dann gibt es die Vorstellung, daß Babys besser durchschlafen, wenn ihre Ernährung durch Getreideprodukte ergänzt wird. Untersuchungen sowie Erfahrungen vieler Mütter haben gezeigt, daß dies nicht der Fall ist.

Möglicherweise legt Ihnen Ihr Arzt nahe, Ihrem Baby ein eisenhaltiges Getreideprodukt zu geben, um einer Anämie vorzubeugen. Auch das ist nicht notwendig. Obwohl die Muttermilch wenig Eisen enthält, wird die vorhandene Menge sehr gut verwertet. Zusammen mit den Eisenvorräten, die das Baby seit der Geburt hat, reicht sie gewöhnlich bis weit über den sechsten Lebensmonat aus. Wenn es irgendwelche Fragen gibt, kann ein einfacher Bluttest ermitteln, ob Ihr Baby zusätzliches Eisen in seiner Ernährung braucht.

Alt genug für feste Nahrung

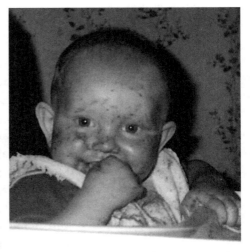

Die Werbeanzeigen in den Zeitschriften und die Gutscheine, die mit der Post kommen, können die niedlichen Gläschen mit Babynahrung im Regal des Supermarkts sehr verführerisch erscheinen lassen. Aber es ist besser, Ihr Baby zu beobachten, ob es für feste Kost bereit ist. Sie können die Bedürfnisse Ihres Babys besser beurteilen als die Firmen, die versuchen, Ihnen ihre Produkte zu verkaufen. Ist ein Baby wirklich für feste Nahrung alt genug, ist es schwierig, es davon abzuhalten sie auszuprobieren. Es wird anstrengend, Ihr Kind auf Ihrem Schoß zu halten, während Sie essen. Es ergreift alles und ist durchaus fähig, Ihr

Essen über den ganzen Tisch zu verstreuen. Es beobachtet, wie Sie essen, und verfolgt mit leuchtenden Augen aufmerksam jeden Bissen vom Teller bis in Ihren Mund. Überhaupt wandert alles, was es in die Hand bekommt, in seinen Mund.

Ein wachsender Appetit ist ein weiteres Anzeichen dafür, daß ein Baby für feste Nahrung alt genug ist. Wenn ein Baby, das etwa sechs Monate alt ist, plötzlich viel häufiger gestillt werden möchte, und dieses Verhalten vier bis fünf Tag andauert, ohne daß es offenbar eine andere Erklärung dafür gibt, dann ist es vermutlich alt genug für ein größeres Angebot an Nahrungsmitteln. Bieten Sie ihm also feste Kost an! Wenn es viel jünger als sechs Monate ist, seien Sie jedoch vorsichtig. Diese Veränderung im Stillverhalten kann einfach ein Wachstumsschub sein. Oder aber das Baby fühlt sich nicht wohl bzw. braucht aus einem anderen Grund etwas mehr von Ihrer Aufmerksamkeit.

Selbst wenn Ihr Baby anfängt, eine größere Vielfalt an Lebensmitteln zu essen, bleibt Ihre Milch ein sehr wichtiger Bestandteil seiner Ernährung. Die Muttermilch liefert den größten Teil des Proteins, der Kalorien und anderen Nährstoffe, die es täglich braucht.

Wie man anfangen sollte

Die erste Begegnung eines Babys mit fester Kost ist eher ein Experiment als eine Mahlzeit. Das Kind muß lernen, wie die Nahrung schmeckt, sich anfühlt und wie man das Essen aus dem vorderen Teil des Mundes nach hinten befördert und dann schluckt. Bemessen Sie den Erfolg der ersten Mahlzeiten daran, wie viel Übung das Baby bekommt, und nicht daran, welche Menge Sie in Ihr Kind hineingebracht haben.

Zerdrückte reife Bananen eignen sich ausgezeichnet als erste Nahrung; sie sind süß, weich und klebrig genug, um interessant zu sein. Sie können frische Bananen verwenden und brauchen sich nicht auf Babykost in Gläschen zu beschränken, wenn Sie Ihrem Kind einfache, appetitliche Babymahlzeiten servieren möchten. Die Nahrungsmittel sollten weich und zerdrückt sein, aber sie brauchen nicht püriert oder verflüssigt zu werden. Möhren, geriebene Äpfel oder Kartoffeln sind eine ausgezeichnete erste Nahrung. Bieten Sie Ihrem Baby nur ein neues Nahrungsmittel an und warten Sie mehrere Tage oder Wochen, bevor Sie ein weiteres hinzufügen. Falls das Baby eine allergische Reaktion zeigt – einen Hautausschlag, Durchfall, einen verdorbenen Magen oder eine verstopfte Nase – können Sie auf diese Weise feststellen, welches Nahrungsmittel daran schuld ist.

Wählen Sie eine Zeit, zu der Ihr Baby nicht besonders hungrig ist, vielleicht eine halbe bis ganze Stunde nach dem letzten Stillen. Beginnen Sie mit einer winzigen Menge. Sie können die Portion im Laufe der Zeit allmählich vergrößern. Gestillte Babys fühlen sich oft am wohlsten, wenn sie während dieser ersten Fütterungen auf dem Schoß der Mutter sitzen. Sie können das Essen mit einem Löffel in den Mund Ihres Babys befördern oder es mit Ihrem Finger versuchen. Sie sollten Ihr Baby nicht durch Zureden, Schmeicheleien oder große Schauspielerei zum Essen bringen. Wenn es nicht interessiert ist, dreht es seinen Kopf weg, klappt den Mund zu oder spuckt das Essen aus. Respektieren Sie seine Wünsche und versuchen Sie es später noch einmal. Manche gestillte Babys interessieren sich erst mit sieben, acht oder neun Monaten für feste Nahrung, wachsen und gedeihen weiterhin gut und bleiben gesund, obwohl sie ausschließlich nur Muttermilch zu sich nehmen.

Nahrhaftes Essen für einen unternehmungslustigen neuen Esser zuzubereiten kann viel Freude bereiten. Im »Handbuch für die stillende Mutter« und im Infoblatt Nr. 105 »Erste feste Nahrung« der LA LECHE LIGA finden Sie Anregungen in bezug auf frische, einfache Gerichte für größer werdende Babys. Wenn Sie warten, bis Ihr Baby sechs Monate alt ist, bevor Sie mit fester Nahrung beginnen, werden Sie feststellen, daß es bald viele der Speisen essen kann, die Sie für den Rest der Familie vorbereiten. Sie lernen von ihm vielleicht noch etwas, was gesund und auch für Sie gut ist.

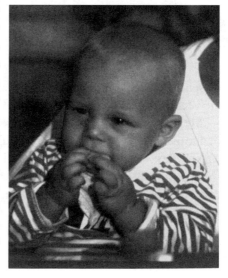

Zurück in den Beruf

Viele Frauen stillen weiter, nachdem sie wieder an ihren Arbeitsplatz außerhalb des Hauses zurückgekehrt sind. Sie wollen das liebevolle Gefühl der Nähe aufrechterhalten, das ihnen das Stillen vermittelt. Obwohl sich vielleicht andere um das Baby kümmern und es sogar füttern, kann nur die Mutter es stillen; dies erinnert sowohl die Mutter als auch das Baby daran, daß ihre Beziehung einzigartig ist. Die Zusammenkünfte am Ende eines Arbeitstages sind besonders erfreulich, wenn beide sich auf dem Sofa zum Stillen aneinanderkuscheln und entspannen können, bevor es Zeit ist, das Abendessen vorzubereiten oder sich auf die Hausarbeit zu stürzen.

Bei der Vereinbarung von Stillen und Berufstätigkeit geht es im Grunde genommen immer um zwei Dinge: wie werden Sie Ihre Milchmenge aufrechterhalten, und wie wird Ihr Baby gefüttert, wenn Sie nicht da sind? Die Art und Weise, wie Sie diese Dinge regeln, hängt von Ihrer Arbeit, der Betreuungssituation und dem Alter Ihres Babys ab.

Wie die Milchmenge aufrecht erhalten wird

Ihr Körper wird weiter Milch produzieren, während Sie von Ihrem Baby getrennt sind. Wenn Sie diese Milch abpumpen, wird Ihr Körper mehr Milch erzeugen, und die abgepumpte Milch kann Ihrem Baby während Ihrer Abwesenheit gegeben werden. Durch das Ausdrücken der Milch versorgen Sie Ihr Baby mit der optimalen Nahrung, selbst wenn Sie nicht da sein können, um es zu füttern. Das Abpumpen verhindert auch, daß Sie verstopfte Milchgänge oder eine Brustentzündung bekommen.

Sie werden vermutlich Ihre Brüste alle drei bis vier Stunden abpumpen müssen, während Sie von Ihrem Baby getrennt sind. Dies hängt teilweise davon ab, wie oft Ihr Baby bei Ihnen trinkt und wie schnell sich Ihre Brüste voll anfühlen. Wenn Sie halbtags arbeiten (vier bis sechs Stunden ohne Unterbrechung), reicht vermutlich ein einmaliges Abpumpen aus. Bei einem 8stündigen Arbeitstag müssen Sie mindestens zweimal abpumpen. Vergessen Sie nicht, die Fahrzeit zu Ihrer Arbeitsstelle und zurück zu berücksichtigen, wenn Sie ausrechnen, wie lange Sie von Ihrem Baby getrennt sind.

Manchmal kann es Schwierigkeiten bereiten, einen Platz zum Abpumpen zu finden. Ein sauberer, bequemer und abgeschirmter Ort ist am besten; vielleicht gibt es ein leeres Büro oder einen anderen Raum mit einem Stuhl und einer abschließbaren Tür. Viele Frauen müssen sich mit einem Waschraum oder dem Vorraum zur Toilette begnügen, aber vielleicht gelingt es Ihnen, mit Unterstützung Ihrer Kollegen oder Ihres Vorgesetzen eine bessere Alternative zu finden. Wenn Sie ein Bild Ihres Babys zusammen mit der Milchpumpe in Ihre Handtasche einpacken, wird Ihr Milchspendereflex besser funktionieren, ganz gleich wo Sie sich befinden.

Das Abpumpen beansprucht 15 bis 20 Minuten Ihrer Frühstücks- oder Mittagspause. Wenn Sie fertig abgepumpt haben, werden Sie vermutlich die abgepumpte Milch einfrieren oder in einer Kühltasche lagern wollen. Sie können die Milch am Ende Ihres Arbeitstages in einer Kühltasche mit nach Hause nehmen und sie kann entweder Ihrem Baby am nächsten Tag, während Ihrer Abwesenheit, gegeben oder für eine spätere Verwendung im Tiefkühlschrank aufbewahrt werden. (Lesen Sie im 4. Kapitel nach, wenn Sie Hilfe beim Abpumpen oder Anhaltspunkte über die Lagerung von Muttermilch suchen.)

Ihre Kollegen finden vielleicht die ganze Angelegenheit mit dem Abpumpen der Milch seltsam oder peinlich, besonders wenn Sie die erste Frau an Ihrem Arbeitsplatz sind, die abpumpt. Denken Sie daran, daß Sie dies für Ihr Baby tun und daß es wichtig ist. Ein gewisser Humor ist auch hilfreich. Sie könnten sogar Ihre Kollegen darauf hinweisen, daß das Stillen auch seine Vorteile für sie hat: da bei Ihrem Baby die Wahrscheinlichkeit krank zu werden geringer ist, werden auch Sie vermutlich nicht so oft fehlen müssen.

Das Füttern des Babys während der Abwesenheit der Mutter

Wie viele Flaschen und wie viel Milch Ihr Baby braucht, hängt von seinem Alter, seinen Essensgewohnheiten und der Dauer Ihrer Abwesenheit ab. Es gibt keine festen, unabänderlichen Regeln. Ein älteres Baby, das bereits feste Nahrung essen kann, während Sie weg sind, braucht vermutlich weniger Flaschen; ein drei- oder vier Monate altes Baby, das nichts als Milch bekommt, braucht dann mehr. Es ist hilfreich, einige Wochen vor Ihrem Arbeitsbeginn zuhause mit dem Abpumpen anzufangen. Sie fühlen sich wegen des Abpumpens nicht so unter Druck gesetzt, wenn Milch für gleich mehrere Tage im Tiefkühlschrank vorhanden ist, falls die Bedürfnisse des Babys größer sind als die von Ihnen abgepumpte Milchmenge. Frieren Sie die Milch zunächst in kleineren Portionen ein – etwa 50 ml pro Behälter –, bis Sie mehr Sicherheit darin bekommen, wieviel Milch Ihr Baby pro Mahlzeit zu sich nimmt.

Bringen Sie der Betreuerin Ihres Kindes die Milch eisgekühlt in einer Kühltasche. Sie sollte sie bis zur nächsten Mahlzeit in einem Kühlschrank (oder dem Tiefkühlschrank, wenn sie schon gefroren ist) lagern. Das Baby sollte zuerst die frische Milch aus dem Kühlschrank erhalten, die Sie am Tag zuvor abgepumpt haben, und dann erst, wenn nötig, die Milch aus dem Tiefkühlschrank. Die Tagesmutter sollte die Milch vorsichtig erwärmen oder auftauen, indem sie den Beutel oder den Behälter unter fließendes warmes Wasser hält.

Was tun, wenn das Baby die Flasche nicht nimmt? Dies ist eine weitverbreitete Sorge und gelegentlich für die Babysitter ein Problem. Aber es ist möglich, gestillte Babys davon zu überzeugen, eine Flasche anzunehmen. Manche Leute erzählen Ihnen vielleicht, daß Sie früh mit der Flasche anfangen müssen, damit sich das Baby gleich von Anfang an daran gewöhnt. Es ist jedoch viel besser zu warten, bis der Säugling vier- bis sechs Wochen alt ist und das Saugen an der Brust beherrscht. Die Flasche vor diesem Zeitpunkt zu geben kann eine Saugverwirrung, ein schlechtes Saugverhalten an der Brust und frühes Abstillen zur Folge haben. Sie brauchen das Füttern mit der Flasche nicht früher als ungefähr zwei Wochen vor Ihrem Arbeitsantritt einzuführen.

Das Saugen an einem künstlichen Sauger ist eine neue Fertigkeit für Ihr Baby, und das Lernen kann viel Zeit und Geduld der Betreuer erfordern. Nicht die Mutter, sondern jemand anderes sollte dem Säugling die Flasche anbieten. Viele Babys akzeptieren keinen Ersatz, wenn sie wissen, daß die Brust in der Nähe ist. Warten Sie nicht ab, bis das Baby sehr hungrig ist, um ihm die Flasche anzubieten; Ihr Kind wird eher etwas Neues akzeptieren, wenn es noch ruhig ist. Versuchen Sie das Füttern in verschiedenen Stellungen; einige Babys möchten so gehalten werden wie beim Stillen, während andere eine ganz andere Stellung bevorzugen: mit dem Gesicht von der Tagesmutter abgewendet oder gegen ihre aufgestellten Beine gelehnt. Versuchen Sie es mit unterschiedlichen Arten von Saugern mit verschieden großen Löchern.

Halten Sie den Sauger der Flasche nahe an den Mund des Babys und lassen es ihn nehmen, anstatt ihn zwischen seine Lippen zu schieben. Versuchen Sie einmal, den Sauger erst anzuwärmen, bevor Sie ihn dem Baby anbieten. Und denken Sie daran, daß man selbst sehr jungen Babys die Milch aus einem Becher geben oder sie mit einem Löffel füttern kann, wenn sie vorerst nichts mit der Flasche zu tun haben wollen.

Wie man Beruf und Mutter-Sein vereinbaren kann

Es ist nicht einfach, den Beruf und ein Baby problemlos miteinander zu vereinbaren. Hier sind ein paar Vorschläge, die Ihnen dabei helfen können.

Legen Sie Ihr Baby häufig an, während Sie zu Hause sind. Kuscheln und spielen Sie ausgiebig miteinander. Legen Sie Ihr Baby in einen Tragesack, während Sie das Abendessen vorbereiten oder die Wäsche waschen. Häufiges Stillen während Ihres Zusammenseins – in der Nacht und an den Wochenenden – regt Ihren Körper dazu an, viel Milch zu produzieren. Vielleicht müssen Sie deshalb am Montag und Dienstag häufiger abpumpen, um mit der erhöhten Milchmenge Schritt zu halten, die eine Folge des vermehrten Stillens am Wochenende ist.

Manche Babys reagieren auf die Abwesenheit ihrer Mutter am Tag, indem sie abends länger wach bleiben und in der Nacht häufiger zum Stillen aufwachen. Wenn Sie das Baby zu sich ins Bett nehmen, können Sie trotzdem die Ruhe finden, die Sie brauchen; Ihr Kind kann bei Ihnen trinken und Ihre Nähe genießen, während Sie einnicken. Babys, die häufiger in der Nacht an der Brust trinken, schlafen möglicherweise mehr bei der Tagesmutter und brauchen dadurch weniger Flaschen.

Stellen Sie Ihren Wecker 15 Minuten früher, so daß Sie Ihr Baby stillen können, bevor Sie aufstehen müssen. Dies sollte Ihr Kind zufriedenstellen, während Sie sich fertigmachen. Dann stillen Sie es noch einmal, bevor Sie weggehen.

Wählen Sie eine Tagesmutter aus, die Ihren Wunsch weiterzustillen versteht und unterstützt. Ihre Berufstätigkeit und das Stillen funktionieren reibungsloser, wenn Ihre Hilfe mit Ihnen zusammenarbeitet. Erzählen Sie ihr, wie wichtig das Stillen für Ihr Baby ist und sagen Sie ihr, was sie tun kann, um Ihnen zu helfen. Die Tagesmutter sollte vermeiden, dem Baby eine Flasche gegen Ende des Tages zu geben oder aber sie gibt ihm dann nur noch wenig Milch zu trinken, so daß Ihr Baby gerne gestillt werden möchte, wenn Sie nach Hause kommen.

Manche Mütter suchen nach einer Betreuungsmöglichkeit für ihr Kind, die nicht weit von ihrer Arbeitsstelle entfernt ist anstatt in der Nähe ihrer Wohnung. Sie stillen das Baby bei der Tagesmutter, bevor sie zur Arbeit gehen und bevor sie nach der Arbeit den Nachhauseweg antreten. Wenn Sie eine lange Anfahrtszeit haben, können Sie damit die Zeitspanne verkürzen, in der Sie von Ihrem Baby getrennt sind. Manchmal ist es möglich, daß Sie zu der Tagesmutter gehen und das Baby in der Mittagspause stillen oder daß Ihnen das Baby sogar zu den Stillzeiten gebracht wird.

Eine gute Pumpe ist eine Investition, die sich lohnt. Viele Frauen bevorzugen die einfache Handhabung einer elektrischen Pumpe. Manche Pumpen können mit Batterien betrieben werden, wenn keine Steckdosen in der Nähe sind. Es ist auch möglich, eine qualitativ hochwertige Elektropumpe langfristig zu mieten. Dies kostet Sie viel weniger, als wenn Sie Ihrem Baby Fertignahrung geben würden. Diese Pumpen eignen sich am besten dafür, die Milchmenge aufrechtzuerhalten.

Vielleicht wundern sich Ihre Freunde darüber, daß Sie sich »die Mühe« mit dem Stillen machen bei all den anderen Anforderungen, die an Sie gestellt werden. Halten Sie Ausschau nach anderen stillenden Müttern, die Ihnen Unterstützung geben können. Bei den Treffen der LA LECHE LIGA können Sie oft andere Frauen treffen, die das Stillen mit einer Beschäftigung außer Haus verbinden.

Wenn Sie sich entschieden haben, daß das Abpumpen keine Lösung für Sie ist oder daß Sie lange genug abgepumpt haben, kann Ihr Baby Flaschennahrung bekommen, wenn Sie nicht da sind, um es zu stillen. Bei Babys im Alter von vier bis sechs Monaten oder älter können andere Nahrungsmittel ein oder zwei Stillmahlzeiten ersetzen. Sie können Ihr Baby weiter stillen, wenn Sie beide zusammen sind. Ihr Körper wird sich an diesen neuen Stillrhythmus anpassen, obwohl Sie zunächst vielleicht bei Ihrer Arbeitsstelle etwas Milch ausstreichen müssen, damit sich die Brüste nicht so prall anfühlen. Häufiges Stillen zu Hause trägt dazu bei, daß Ihr Baby sein Interesse an der Brust behält und erinnert es daran, daß ihm nur die Mutter diese besondere Nahrung liefert.

Gedanken zum Abstillen

Wie lange Sie stillen hängt von Ihnen und Ihrem Baby ab. Es gibt weder eine Mindestdauer für das Stillen noch gibt es ein bestimmtes Alter, ab dem ein Baby abgestillt werden muß. Eine Mutter kann wählen, ob sie das Tempo für das Abstillen bestimmt oder ob sie es ihrem Baby überläßt. Solange das Baby weiter bei der Mutter trinkt, produzieren die Brüste die nährstoffreiche Milch, die wertvolle Abwehrstoffe enthält.

Das Abstillen erfolgt am besten allmählich, damit sich Ihre Brüste auf die zurückgehende Milchnachfrage einstellen können und damit die Veränderung für Ihr Baby leichter wird. Das Stillen abrupt zu beenden kann sehr schmerzlich sowohl für die Mutter als auch für das Baby sein und zu verstopften Milchgängen oder einer Brustentzündung führen. Beobachten Sie Ihr Baby, ob es unter Druck steht; es wird Ihnen zu verstehen geben, wenn ihm das Abstillen zu schnell geht.

Der Abstillprozeß beginnt, wenn Ihr Baby das erste Mal die Nahrung aus einer anderen Quelle als Ihrer Brust bekommt – ganz gleich, ob es sich dabei um Babynahrung aus der Flasche oder um eine zerdrückte Banane auf einem Löffel handelt. Abstillen ist das allmähliche Ersetzen des Stillens durch andere Nahrungsmittel und andere Arten der Fütterung. Babys, die fast ein Jahr alt sind und bereits eine Vielzahl von Lebensmitteln essen, können – wenn es notwendig ist – von der Brust gleich auf den Becher überwechseln. Jüngere Babys brauchen in der Regel eine Flasche. Fragen Sie Ihren Arzt, welche Art von Nahrung Ihr Baby anstelle Ihrer Milch bekommen soll.

Ersetzen Sie immer nur eine Stillmahlzeit. Bieten Sie Ihrem Baby die Flasche oder einen Becher zu einer Zeit an, in der Sie es sonst angelegt hätten. Warten Sie mindestens zwei oder drei Tage – am besten etwa eine Woche, bevor Sie eine andere Mahlzeit ersetzen. Wenn sich Ihre Brüste wegen der übersprungenen Stillzeiten voll anfühlen, streichen Sie eine kleine Menge Milch aus – genug, um den Druck zu mildern und verstopften Milchgängen vorzubeugen. Innerhalb weniger Tage werden Ihre Brüste weniger Milch produzieren und das Ausdrücken wird nicht mehr notwendig sein.

Es ist am einfachsten, die Stillmahlzeiten zu überspringen, die für das Baby nicht so wichtig sind. Seien Sie darauf gefaßt, das Tempo des Abstillens zu drosseln, wenn Ihr Baby unruhig, sehr anhänglich oder krank wird oder Zähne bekommt. Die Stillzeiten vor den Nickerchen, dem Einschlafen oder die allererste Mahlzeit am Morgen gleich nach dem Aufwachen werden gewöhnlich zuletzt wegfallen. Nehmen Sie sich damit Zeit, besonders wenn Sie das Zusammensein im Bett genauso genießen wie Ihr Baby.

Das Abstillen bringt manchmal Gefühle von Traurigkeit mit sich, insbesondere, wenn Sie aus Gründen, die Sie nicht beeinflussen können, Ihr Baby abrupt abstillen mußten. Selbst bei Müttern, die sich innerlich auf das Abstillen eingestellt haben, kann ein Gefühl des Verlustes aufkommen. Das Abstillen kennzeichnet das Ende einer körperlichen Einheit mit Ihrem Kind, den Abschluß einer ganz besonderen Zeit in Ihrem Leben. Denken Sie daran, daß Ihr heranwachsendes Kleinkind Ihre Nähe weiterhin sehr braucht, selbst wenn sich jetzt sein Bedürfnis danach anders äußert.

Es ist wichtig, bei Erwartungen in bezug auf das Abstillen realistisch zu bleiben. Das Ende des Stillens macht die mütterliche Zuwendung nicht einfacher und bewirkt auch nicht, daß Ihr Kind schneller groß wird. Ihr Baby wird weiterhin viel Aufmerksamkeit beanspruchen. Es wird anstrengend sein, ihm diese anders als durch das Stillen zu geben. Das Stillen kann Ihnen viel Mühe ersparen, wenn Sie sich darauf als ein absolut zuverlässiges Mittel verlassen können, um das Baby zu beruhigen oder zum Schlafen zu bringen. Es gibt eine Reihe anderer Möglichkeiten als das völlige Abstillen, um die Gefühle von Ruhelosigkeit oder Angebundensein zu bewältigen, die Mütter oft empfinden.

Wenn Sie es möchten, können Sie Ihr Baby weiterstillen, während es zu einem Kleinkind heranwächst, ohne etwas falsch zu machen. Dies ist der natürlichste Weg. Kinder, die sich in ihrem eigenen Tempo abstillen dürfen, trinken gewöhnlich bis weit nach ihrem ersten Geburtstag an der Brust. Während sie lernen, andere Nahrungsmittel zu essen und aus einem Becher zu trinken, wird das Stillen zum Trost und als Bestärkung zunehmend wichtiger als seine Funktion als Nahrungsmittel. Diese Kinder stillen sich allmählich ab, wenn sie dazu bereit sind.

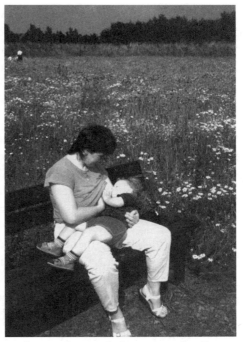

Ein Kleinkind zu stillen wird in unserem europäischen Kulturkreis als etwas Ungewöhnliches angesehen, vielleicht, weil wir unsere Kinder in einem frühen Alter zur Unabhängigkeit drängen. Aber in vielen anderen Kulturen der Welt trinken Kinder bis zum Alter von 2 bis 3 Jahren oder noch länger an der Brust. Die Vorstellung, ein Kleinkind zu stillen, mag Ihnen zunächst seltsam vorkommen; das Ganze wird verständlicher für Sie, wenn Ihr Baby größer wird und Sie sehen, wieviel ihm das Stillen bedeutet.

Wenn Sie mehr über das natürliche, vom Baby bestimmte Abstillen erfahren möchtest, lesen Sie in der Literaturliste am Ende dieses Buches nach oder rufen Sie eine Beraterin der LA LECHE LIGA an. Sie kann Ihnen helfen, Ihr Baby allmählich und liebevoll abzustillen oder sie kann Ihnen die Unterstützung geben, die Sie brauchen, wenn Sie länger stillen möchten.

Erinnerungen – ein Nachwort

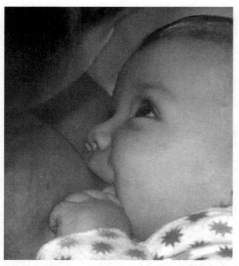

Die Erinnerungen an das Stillen bleiben ein Leben lang erhalten. Stillen hinterläßt bei Frauen einen starken Eindruck, denn Frauen vergessen diese besondere Zeit nicht und sie wissen sehr genau, wie lange sie gestillt haben. Ein Kind an der Brust zu ernähren ist einfach und gleichzeitig etwas Großes und Erstaunliches. Stillen läßt Frauen Vertrauen in die eigenen Fähigkeiten gewinnen, gibt Mut zur Selbstbestimmung und macht unabhängig. Stillen schont den Geldbeutel und die Umwelt. Stillen hilft achtsam zu sein und Bedürfnisse besser zu spüren. Genießen Sie diese Zeit und bewahren Sie die Erinnerung daran, wenn Ihr Kind groß wird.

Die Stillerfahrung verbindet Frauen über alle Grenzen hinweg. Sie spüren die Übereinstimmung miteinander in dem Bemühen, ihren Kindern das Beste zu geben, was sie besitzen. Reden Sie über Ihre Erfahrungen und sprechen Sie mit Ihren Bekannten über das Stillen. Besuchen Sie die La Leche Liga-Treffen, um zu erfahren, wie Frauen in anderen Teilen der Welt ihre Kinder stillen und sie bemuttern.

Wenn Sie eine stillende Mutter sehen, dann lächeln Sie – bestätigen Sie Ihr, daß sie das Beste und das Richtige tut. Wenn Mütter offener zeigen können, wie einfach und wichtig das Stillen für ein Baby ist, dann wird diese Überzeugung weitergegeben, vor allem aber an die Kinder. So wird die Zukunft unserer Kinder entscheidend geprägt von etwas ganz einfachem – dem Stillen.

Nützliche Adressen

STILLBERATUNG:

La Leche Liga Deutschland e.V.
Postfach 65 00 96 · D-81214 München
Infoline Tel. + Fax 0 68 51/25 24 · http://www.carpenet.de/LaLeche

La Leche Liga Österreich
Postfach · A-6240 Rattenberg
Tel. 0 26 28/4 82 27 · Fax 0 26 28/4 91 05
E-mail: sarang@netway.at · http://www.telecom.at/lalecheliga

La Leche Liga Schweiz
Postfach 197 · CH-8053 Zürich · Tel. + Fax 05 22/43 11 44

BDL – Berufsverband Deutscher Laktationsberaterinnen
Postfach 61 12 25 · 22438 Hamburg
Tel. 05 31/2 50 69 90 · Fax 05 31/2 50 69 90
E-mail: BDL-HH-CHR.Friedrich@t-online.de

Verband der Still- und Laktationsberaterinnen Österreichs (VSLÖ)
Steinfeldgasse 11 · A-Pfaffstetten
Tel. + Fax 0 22 52/46 51 1· E-mail: stillen@netway.at

Berufsverband Schweizerischer Stillberaterinnen
Postfach 686 · CH-3000 Bern 25
Tel. 041/6 71 01 73 · Fax 041/6 71 01 71
E-mail: BSS.Geschaeftsstelle@gmx.net

PUMPEN - ZUBEHÖR -LANOLIN:

Ameda GmbH · Birkenstraße 6-8 · D-72116 Mössingen
Medela Medizintechnik GmbH · Postfach 11 48 · 85378 Eching

STICHWORTVERZEICHNIS

Abnehmen von der Brust 44, 46, 66
Abpumpen der MM 65, 69, 82ff, 100, 128ff,
Abstillen 52, 60, 80, 106f, 121, 133ff,
Adoption 82
Alkohol 111
Allergien 53, 124, 127
Angebot und Nachfrage 52, 54, 98
Anlegen 42f, 61ff
Ansaugen 43f, 61ff, 81
Antibiotika 80f
Antikörper 15
Arzt 29ff, 74ff, 80
Aufbewahren der Muttermilch 86f
Aufstoßen 45f
Auftauen von Muttermilch 87, 130
Aufwecken 46, 67, 76
Ausgehen 107f
Auslaufen der Muttermilch 73f, 116
Ausstreichen der Muttermilch 54, 65, 79, 82ff, 100
Austrocknen 75, 78
Becherfütterung 70, 131
Bedürfnisse der Eltern 102f, 106, 110
Bedürfnisse der Mutter 81, 106ff, 109ff
Bedürfnisse des Babys 14, 33, 97, 120
Beißen 123f
Beruf 34f, 128ff
Beruhigen des Babys 44, 95f
Bilirubin 66, 74ff
Bindung 90, 102
Brust 24f, 42
Brustentzündung 79ff
Brusternährungsset 70
Brustmassage 79, 83
Brustoperation frühere 26

Brustwarzenformer 28f, 61
Brustwarzenschutz 64
Büstenhalter 25, 28, 64f, 81
Doppelpumpset 86
Drogen 112f
Durchfall 16, 78
Durchschlafen 81, 90
Einfrieren von Muttermilch 86f
Eisen 17, 125
Empfängnis (-verhütung) 117
Entspannung 46, 65, 79, 81, 83
Erbrechen 78
Ernährung der Mutter 111f
Erste feste Nahrung 15, 124ff,
Erwärmen von Muttermilch 87, 130
Familienbett 92ff
Fieber 58, 79f
Flachwarzen und Hohlwarzen 27ff, 61
Flaschenfütterung 19f, 50ff, 60, 130ff
Flüssigkeit zusätzlich 75f, 32, 50ff
Frühgeborene 47, 70, 88
Gebärmutter 39f, 51, 55
Geburtshilfe 32
Gefühle 15, 58
Gelbsucht 51f, 66, 74ff
Gewicht des Babys 66, 68, 78, 101
Häufiges Stillen 76, 79, 97f, 126, 131
Haushalt 35, 103ff
Hautkontakt 41, 48, 55, 72, 96, 122
Hilfe annehmen 71, 103ff
Hormone 17f, 38ff, 116
Hormone künstliche 116f
Immunsystem 16, 53
Kaiserschnitt 40, 55ff
Kalorienreiche Hintermilch 55, 70
Kältebehandlung 54
Kindstod 16, 91
Kleinkind 134ff
Koliken 78, 95f, 111
Kolostrum 15, 24, 50, 76
Krankenhaus 16, 31ff

Krankheit 16, 78
Kritik 104, 109
Kuhmilch 17, 53
Künstliche Babynahrung 14, 19f
Lanolin 27, 65
Medikamente 32, 56f, 67, 80, 113
Mekonium 51
Milcheinschuß 39
Milchmenge 54, 66, 69, 73, 98f, 121, 124, 128
Milchproduktion 51f, 70, 99, 121f, 131
Milchpumpen 69f, 85, 132
Milchspendereflex 39, 45, 55, 65f, 71ff, 80, 83, 99, 116, 121
Milchstau 54, 79ff, 128f
Muttermilchgelbsucht 77
Nächtliches Stillen 51, 92ff, 110, 131
Nährwert der Muttermilch 15ff, 125f
Nasse Windeln 54f, 72, 100
Phototherapie 75ff
Rauchen 112f
Regelblutung 117
Relaktation 82, 121
Rooming-in 32, 57, 76
Saugen 42ff, 68
Sauger-künstlich 32, 51ff, 72, 102, 117
Saughütchen 66, 72
Saugprobleme 62ff, 68ff
Saugverwirrung 52f, 66, 70ff, 76, 130
Schlaf 90ff
Schläfriges Baby 41, 46, 57f, 66ff, 76, 102
Schmerzen 39, 54, 63ff, 81
Selbstvertrauen 19f, 32, 51, 96, 100, 102, 115
Sexualität 93f, 116
Soor 81f

Stillbeginn 31ff, 39ff
Stilleinlagen 26, 74
Stillen in der Öffentlichkeit 107f, 114
Stillen nach Bedarf 57, 97
Stillhaltungen 26, 41f, 47f, 56, 62ff, 92
Stillkleidung 108
Stillmahlzeit 45, 50
Stillmahlzeit ersetzen 133ff
Stillrhythmus 101, 133
Stillstreik 122f
Stuhlgang 54f, 68, 72, 74, 76, 100
Tagesmutter 130ff
Tragen 95f, 105
Trennung 58, 75, 82, 85, 122, 128, 132
Trinkschwache Babys 68
Troststillen 15, 50, 96, 121
Überfüttern 101
Unterstützung 21f, 31, 34, 40, 50, 57, 114
Vater 93f, 103, 114f
Verdauung 53
Verwöhnen 104f
Vitamine 17
Volle Brust 73
Vorbereitung auf das Stillen 23ff
Vorteile des Stillens 13ff, 133
Wachstumsschub 99, 110
Wärmebehandlung 79
Wechselstillen 68, 102
Weinen 95f
Wunde Brustwarzen 43ff, 60ff, 81
Zähne 123
Zufüttern 69ff, 72, 99, 121
Zusammensetzung der Muttermilch 15ff
Zwillinge 98

BIBLIOGRAPHIE

A.S. Goldman et al., »Immunologic components in human milk during the second year of lactation«, Acta Paediatr. Scand. 1983; 722:133-34

A.S. Cunningham et al., »Breastfeeding and health in the 1980s: A global epidemiologic review«, J Pediatr. 1991; 118:659-66

R.E. Kleinman and W.A.Walker, »The enterommamary immune system: an important concept in breast milk host defense«, Digest Dis.; Sci. 1979; 24:876

R. Lawrence, Breastfeeding: A Guide for the Medical Profession, 3d ed., St.Louis: Mosby, 1989

M.Hamosh, »Enzymes in human milk«, in Human Milk in Infant Nutrition and Health, ed. R.R.Howell et al. (Springfield, Il: Charles C. Thomas, 1986); L.a. Ellis and M.F. Picciano, »Milk-borne hormones: regulators of development in neonates,«, Adv. Exp. Med. Bio. 1991; 262:69-76

G. Nylander et al., »Unsupplemented feeding in the maternity ward: positive long term effects«, Acta Obstet. Gynecol. Scand. 1991; 70:205-9

K.G. Auerbach and E. Guss, »Maternal employment and breastfeeding: a study of 567 women's experiences«, Am. J. Dis. Child 1984; 138:958-60

M.W. Woolridge, »Do changes in pattern of breast usage alter the baby's nutrient intake?« Lancet 1990; 336:395-97

D. Tudehope et al., »Breastfeeding practices and severe hyperbilirubinaemia«, J. Paediatr. Child Health 1991; 27:240-44;

J.M. Hawdon et al., »Patterns of metabolic adaption for pretermand term infants in the first neonatal week«, Ach. Dis. Child., 1992; 67:36-41

P. Meier, »Bottle and breast feeding: effects on transcutaneous ox,vgen pressure and temperature in small preterm infants«, Nurs. Res. 1988; 37:36-41

A. Host, »Importance of the first meal on the development of cow's milk allergy and tolerance«, Allergy Proc.1991; 12:227-32

K.B. Frantz, »Techniques for successfully managing nipple problems and the reluctant nurser in the postpartum period«, in Human Milk: Its Biological and Social Value, ed. S. Freier and A. Eidelman (Amsterdam: Excerpta Medica, 1980.)

S.M. Maher, An Overview of Solutions to Breastfeeding and Sucking Problems (Franklin Park, IL: La Leche League International, 1988); N. Mohrbaeher and J. Stoek, The Breastfeeding Answer Book, (Franklin Park, IL: La Leche League International, 1991); Chele Marmet and Ellen Shell, Lactation Institute, Encino, California

D.A. Sharp, Moist wound healing for sore or cracked nipples, Breastfeeding Abstracts 1992; 12:19.

T.B. Newman and M.J. Maisels, »Evaluation and treatment of jaundice in the term newborne: a kinder, gentler approach«, Pediatrics 1992; 89:809-18.

Chele Marmet, Manual Expression of Breast Milk – Marmet Technique (Franklin Park,IL: La Leche League International, 1989).

J. Barger and P. Bull, »A comparison of the bacterial composition of breast milk stored at room temperature and stored in refrigerator«, Int. J. Childbirth Ed 1987; 2:29-30; R. Sosa and L. Barness, »Bacterial growth in refrigerated human milk«, Am. J. Dis. Child 1987; 141:111-12

R. Quan et al., »Effects of microwave radiation on anti-infective factors in human milk«, Pediatrics 1992; 89:667-69

J. McKenna et al., »Sleep and arousal patterns among co-sleeping mother-infant pairs: implicationsfor SIDS«, Am. J. Phys. Anthro 1991; 83:331-47

M.F.E lias et al., »Sleep/wake patterns of breast-fed infants in the first years of life«, Pediatrics 1986; 77:332-29; Jeaton-Evans and A.E. Dugdale, »Sleep patterns of infants in the first year of life«, Arch. Dis. Child.; 63:647-49

P.D. Hill, »The enigma of insufficient milk supply«, MCN 1991;16:313-15; C. Hillervik-Lindquist, »Studies in perceived breast milk insufficiency«, Acta Paediatr. Scand.; l991; suppl. 376:6-27

K. Dewey and M.J. Heinig, »Are new growth charts needed for breastfed infants?« Breastfeeding Abstracts 1993; 12:35-36; K.G. Dewey et al. »Breastfed infants are leaner than formula-fed infants at one year of age: The DARLING study«, Am. J. Clin. Nutr. 1993; 57:140-45

R. Lawrence, Breastfeeding: A Guide for the Medical Profession, 3rd ed. (St. Louis: Mosby, 1989).

M. Heinig et al., Mechanisms Regulating Lactation and Infant Nutrient Utilization 1992; 30:397-400

J. Colley and R. Corkhill, »Influence of passive smoking and parental phlegm on pneumonia and bronchitis in early childhood«, Lancet 1974; 2:1031

F. Vio et al., »Smoking during pregnancy and lactation and its effects on breast-milk volume«, Am. J. Clin. Nutr.; 54:1011-16

American Academy of Pediatrics Committee on Drugs, »Transfer of drugs and other chemicals into human milk«, Pediatrics 1989; 84:925

K. Kennedy et al., »Consensus statement on the use of breastfeeding as a family planning method«, Contraception 1989; 39:477-96

World Health Organization Task Force on Oral Contraceptives, Special Programme of Research, Development, and Research Training in Human Reproduction, »Effects of hormonal contraceptiyes on breastmilk composition and infant growth«, Stud. Fam. Plann. 1988; 19:361-69; I.S. Fraser, »A review of the use of progesteron-only minipills for contraception during lactation«, Reprod. Fertil. Dev. l991; 3:245-54

L.J. Launer et al.; »Maternal recall of infant feeding events is accurate«, J. Epidemiol Commun. Health 1992; 46:203-6

Literatur für Schwangerschaft – Geburt und das Leben mit Kindern
(erhältlich im Buchhandel)

Titel	Autor	Verlag
Schwangerschaft und Geburt und das erste Lebensjahr	Regina Hilsberg	rororo
Schwangerschaft und Geburt	Sheila Kitzinger	Kösel
Hausgeburt - besser für Mutter und Kind	Inge Kelm-Kahl	rororo
Kaiserschnitt - Narben an Seele und Bauch	A.T. Jung/G. Kemmler	Fischer TB
»Kaiserschnitt-Geburt«	Albrecht-Engel/Engel	rororo
Zeit für uns	Gerlinde Wiberg	Kunstmann
Hebammensprechstunde	I. Stadelmann	Eigenverlag
Mutterliebe und kindliche Entwicklung	J. Bowlby	Reinhardt
Körpergefühl	Regina Hilsberg	rororo
Körperkontakt	Ashley Montague	Klett-Cotta
Ins Leben tragen	Manns/Schrader	VWB
Auf der Suche nach dem verlorenen Glück	Jean Liedloff	Beck
Schlafen und Wachen	William Sears	LLL
Das 24-Stunden-Baby	William Sears	LLL
Schreiende Babys, schlaflose Nächte	Sandy Jones	Ravensburger
Wir stillen noch	Norma J. Bumgarner	LLL
Kinderernährung	Katalyse-Institut e.V.	Kiepenheuer-Witsch
Kinder sind anders	M. Montessori	DTV
Natürliche Empfängnisverhütung	Josef Roetzer	Herder
Nun hör doch mal zu - Elternsprache - Kindersprache	Faber/Mazlish	LLL
Hilfe, meine Kinder streiten	Faber/Mazlish	LLL

FOTONACHWEIS:

Die Fotos haben freundlicher Weise zur Verfügung gestellt:

Titel und S. 107: Department of Health, London/Rachel O'Leary;
S. 13, 110: A. Kern; S. 14, 38, 93: W. Hörz; S. 21: Ch. Nolte;
S. 23: M.J. Deutschbein; S. 28, 34, 43, 44, 46 ,48: D. Arendt;
S. 37, 96: I. Thal; S. 42, 47, 48, 57: Ch. Opitz; S. 51: E. u. F. Scheurer;
S. 59: Leaven; S. 63, 127: K. u. A. Hoyer; S. 80: E. Randall;
S. 88: B. Hutter; S. 89, 103: M. Schirmer; S. 91: M. Thomas-Schroer;
S. 94: R. Baumann; S. 101: S. Kay; S. 105: P. Graf; S. 114: W. Rost;
S. 115: J.J. Anderson; S. 119: R. Bott; S. 120: C. Koppitz; S. 125: L. Grahnke;
S. 135: D. Meinecke; S. 136: Dariuz Michalowski; Antoinette Haury

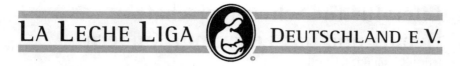

Publikationen

Auszug aus der Publikationsliste – Stand 4/1999

Die LA LECHE LIGA informiert und hilft beim Stillen mit Stillberatung, Einladungen zu monatlichen LLL-Stilltreffen und mit dem Verkauf von LLL-Publikationen:

BROSCHÜREN UND INFOBLÄTTER:

**Stillinformationsmappe
mit 12 verschiedenen Infoblättern**
  »Stillen« Cartoon – Wie die Milchproduktion gesteigert wird – Brustwarzenpflege und Behandlung wunder Brustwarzen – Stilltechniken, die funktionieren – Milchstau und Brustentzündung – Stillpositionen – Wenn Babys weinen – Babys erste feste Nahrung – Braucht mein Baby einen Beruhigungssauger? – Stillen nach einem Kaiserschnitt – Überlegungen zum Abstillen – Stillen und Sexualität
ISBN 3-932022-05-X
(die Blätter sind auch einzeln erhältlich)

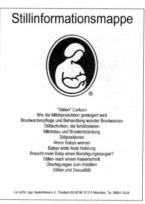

Stillen in den ersten Wochen
Die Marmet-Technik – Anleitung zum Milchausstreichen
Der Vater in der Stillzeit
Stillen von Frühgeborenen, Gwen Gotsch, 38 Seiten, ISBN 3-932022-07-6
Stillen eines Kindes mit Downsyndrom, ISBN 3-932022-09-2

VIDEO: Natürlich Stillen! – Breast is best.
  Praktische Tips und Anregungen, 37 Minuten, Deutsch, Farbe, VHS

**Bulletin – Die andere Elternzeitschrift
  für den Still- und Erziehungsalltag**
  Erscheint zweimonatlich (Probeheft über die LLL-Postfächer anfordern).
  Bestelladresse: LLL Schweiz, Postfach 197, CH-8053 Zürich

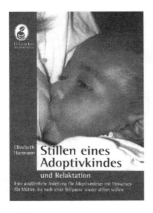 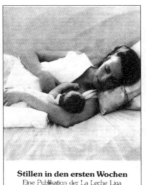 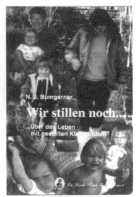

BÜCHER:

Stillen – einfach nur stillen,
  Gwen Gotsch, 144 Seiten, ISBN 3-932022-08-4

Wir stillen noch ... über das Leben mit gestillten Kleinkindern,
  N.J. Bumgarner, 259 Seiten, ISBN 3-932022-00-9

Das Handbuch für die stillende Mutter,
  LLL, 425 Seiten, ISBN 3-906675-02-5

Schlafen und Wachen – Ein Elternbuch für Kindernächte,
  W. Sears, 217 Seiten, ISBN 3-906675-03-3

Das 24-Stundenbaby – Kinder mit starken Bedürfnissen verstehen,
  W. Sears, 201 Seiten, ISBN 3-906675-04-1

Lösungsmöglichkeiten für Saug- und Stillprobleme (Med. Fachbuch),
  S. Meintz Maher, 53 Seiten, ISBN 3-932022-01-7

Stillen eines Adoptivkindes und Relaktation,
  E. Hormann, 48 Seiten, ISBN 3-932022-02-5

Nun hör doch mal zu – Elternsprache – Kindersprache,
  Faber/Mazlish, 332 Seiten (über die LLL-Postfächer)

Hilfe, meine Kinder streiten – Ratschläge für erschöpfte Eltern,
  Faber/Mazlish, 222 Seiten (über die LLL-Postfächer)

Wünschen Sie eine ausführliche und aktuelle Publikationsliste oder eine Beraterinnenliste, schreiben Sie bitte an unser Postfach (bitte Briefporto beilegen); wir haben Informationsschriften zu fast allen Fragen des Stillens.

Alle hier aufgeführten Titel erhalten Sie gegen Rechnung plus Versandkosten bei Ihrer LLL-Beraterin und in Ihrer Buchhandlung (nur die Titel mit ISBN) oder bei
La Leche Liga Deutschland e.V. · Postfach 65 00 96 · 81214 München